Christoph Herold

**Postępy w leczeniu raka skóry**

Immunoterapia, szczepionki przeciwnowotworowe, spersonalizowane podejścia i procedury uzupełniające w skrócie

Christoph Herold
**Postępy w leczeniu raka skóry**
Immunoterapia, szczepionki przeciwnowotworowe, spersonalizowane podejścia i procedury uzupełniające w skrócie

**ISBN: 978-3-69035-902-3**

Numer zamówienia: 2039
Dostępny również jako eBook

Projekt okładki: Kerstin Laube
Produkcja: Michaela Witt

Bremen University Press, 2025.
Fahrenheitstr. 11
28359 Bremen
bup@bremenuniversitypress.com
www.bremenuniversitypress.com

Manuskrypt nie może być wykorzystywany w całości lub w części bez uprzedniej pisemnej zgody wydawcy.

Ta książka została wydrukowana na przyjaznym dla środowiska papierze pochodzącym ze zrównoważonej gospodarki leśnej w celu ochrony zasobów i zminimalizowania wpływu na środowisko. Korzystając z materiałów pochodzących z recyklingu i papieru z certyfikatem FSC, pomagamy chronić lasy i zmniejszać nasz ślad ekologiczny.

Christoph Herold

**Postępy w leczeniu raka skóry**

Immunoterapia, szczepionki przeciwnowotworowe, spersonalizowane podejścia i procedury uzupełniające w skrócie

Przegląd

PRZEDMOWA ..................................................................... 12

ROZDZIAŁ 2: PODSTAWY RAKA SKÓRY ........................... 19

ROZDZIAŁ 3: PROCEDURY DIAGNOSTYCZNE W
NOWOCZESNEJ DIAGNOSTYCE RAKA SKÓRY ............. 27

ROZDZIAŁ 4: PRZEGLĄD KLASYCZNYCH PODEJŚĆ
TERAPEUTYCZNYCH ....................................................... 34

ROZDZIAŁ 5: NOWE METODY LECZENIA
FARMAKOLOGICZNEGO .................................................. 42

ROZDZIAŁ 6: POSTĘPY W IMMUNOTERAPII ..................... 51

ROZDZIAŁ 7: NOWOCZESNE PROCEDURY RADIOTERAPII ....... 99

ROZDZIAŁ 8: INNOWACYJNE ŚRODKI CHIRURGICZNE I
ŚRODKI MINIMALNIE INWAZYJNE .................................. 118

ROZDZIAŁ 9: ALTERNATYWNE I UZUPEŁNIAJĄCE
PODEJŚCIA TERAPEUTYCZNE ....................................... 126

ROZDZIAŁ 10: REHABILITACJA I OPIEKA POOPERACYJNA ..... 132

ROZDZIAŁ 11: PERSPEKTYWY TERAPII RAKA SKÓRY W
PRZYSZŁOŚCI ................................................................. 138

12. UWAGI KOŃCOWE ..................................................... 146

13. DALSZA BIBLIOGRAFIA .............................................. 148

# Spis treści

**PRZEDMOWA** .................................................................. **12**

ROZDZIAŁ 1: WPROWADZENIE I DEFINICJA PROBLEMU ........................... 13
1.1 ROZWÓJ EPIDEMIOLOGICZNY RAKA SKÓRY NA ŚWIECIE ................. 13
1.2 PRZYCZYNY WZROSTU ZACHOROWALNOŚCI ................................. 14
1.3 SPOŁECZNE I EKONOMICZNE ZNACZENIE RAKA SKÓRY .................. 16

**ROZDZIAŁ 2: PODSTAWY RAKA SKÓRY** ........................... **19**

2.1 ANATOMICZNE I FIZJOLOGICZNE PODSTAWY SKÓRY ....................... 19
2.2 PATOFIZJOLOGIA ROZWOJU RAKA SKÓRY ..................................... 20
2.3 KLASYFIKACJA TYPÓW RAKA SKÓRY ............................................. 21
    *2.3.1 Rak podstawnokomórkowy* ............................................. *22*
    *2.3.2 Rak płaskonabłonkowy* .................................................. *22*
    *2.3.3 Czerniak złośliwy* ........................................................... *22*
    *2.3.4 Rzadki rak skóry* ............................................................ *23*
2.4 PREDYSPOZYCJE GENETYCZNE I MARKERY MOLEKULARNE ............. 23
2.5 CZYNNIKI RYZYKA I ŚRODKI ZAPOBIEGAWCZE .............................. 24
2.6 BIBLIOGRAFIA - ROZDZIAŁ 2 ....................................................... 25

**ROZDZIAŁ 3: PROCEDURY DIAGNOSTYCZNE W NOWOCZESNEJ DIAGNOSTYCE RAKA SKÓRY** ............ **27**

3.1 METODY BADANIA KLINICZNEGO ................................................. 27
3.2 PROCEDURY OBRAZOWANIA ...................................................... 28
    *3.2.1 Dermatoskopia i wideodermatoskopia* ........................... *29*
    *3.2.2 Konfokalna mikroskopia laserowa* ................................. *29*
    *3.2.3 Optyczna tomografia koherencyjna (OCT)* ..................... *30*
3.3 TECHNIKI BIOPSJI I BADANIA HISTOPATOLOGICZNE ..................... 31
3.4 DIAGNOSTYKA MOLEKULARNA I PROCEDURY BADAŃ GENETYCZNYCH .................................................................. 32
3.5 SZTUCZNA INTELIGENCJA W DIAGNOSTYCE RAKA SKÓRY ............ 33

## ROZDZIAŁ 4: PRZEGLĄD KLASYCZNYCH PODEJŚĆ TERAPEUTYCZNYCH ............................................. 34

4.1 OPCJE LECZENIA CHIRURGICZNEGO ............................................. 34
    4.1.1 *Techniki wycięcia* ............................................. *34*
    4.1.2 *Chirurgia Mohsa* ............................................. *35*
4.2 RADIOTERAPIA ............................................. 35
4.3 CHEMIOTERAPIA - WSKAZANIA I OGRANICZENIA ............................................. 36
4.4 TERAPIA FOTODYNAMICZNA ............................................. 37
4.5 IMMUNOTERAPIA - POCZĄTKOWE SUKCESY I OGRANICZENIA TRADYCYJNYCH METOD LECZENIA ............................................. 38
4.6 BIBLIOGRAFIA - ROZDZIAŁ 3-4: PROCEDURY DIAGNOSTYCZNE W NOWOCZESNEJ DIAGNOSTYCE RAKA SKÓRY ............................................. 39

## ROZDZIAŁ 5: NOWE METODY LECZENIA FARMAKOLOGICZNEGO ............................................. 42

5.1 INHIBITORY IMMUNOLOGICZNEGO PUNKTU KONTROLNEGO ............................................. 42
    5.1.1 *Inhibitory PD-1 i PD-L1* ............................................. *42*
    5.1.2 *Inhibitory CTLA-4* ............................................. *43*
5.2 TERAPIE CELOWANE ............................................. 44
    5.2.1 *Inhibitory BRAF i MEK* ............................................. *44*
    5.2.2 *Inhibitory KIT i NRAS* ............................................. *45*
5.3 TERAPIE OPARTE NA NEOANTYGENACH ............................................. 45
5.4 TERAPEUTYKI OPARTE NA mRNA ............................................. 46
5.5 PODEJŚCIA DO TERAPII EPIGENETYCZNEJ ............................................. 47
5.6 BIBLIOGRAFIA - ROZDZIAŁ 5: NOWE METODY LECZENIA FARMAKOLOGICZNEGO ............................................. 48

## ROZDZIAŁ 6: POSTĘPY W IMMUNOTERAPII ............................................. 51

6.1 PODSTAWY IMMUNOLOGII NOWOTWORÓW ............................................. 51
    6.6.1. *Faza eliminacji* ............................................. *51*
    6.1.2. *Faza równowagi* ............................................. *52*
    6.1.3. *Faza ucieczki* ............................................. *52*
6.2 TERAPIA KOMÓRKAMI CAR-T W LECZENIU RAKA SKÓRY ............................................. 54

| | | |
|---|---|---|
| 6.2.1 | Jak działa terapia komórkami CAR-T | 55 |
| 6.2.2 | Terapia komórkami CAR-T w leczeniu raka skóry | 56 |
| 6.2.3 | Wyzwania i ograniczenia | 57 |
| 6.2.4 | Sytuacja badania | 58 |
| 6.2.5 | Tabelaryczny przegląd badań klinicznych | 62 |
| 6.2.6 | Perspektywy i perspektywy na przyszłość | 64 |
| 6.3 | SZCZEPIONKI PRZECIWNOWOTWOROWE - KONCEPCJE I WYNIKI KLINICZNE | 66 |
| 6.3.1 | Kategorie szczepionek przeciwnowotworowych | 66 |
| 6.3.2 | Sytuacja w badaniach klinicznych nad szczepionkami przeciw nowotworom skóry | 68 |
| 6.3.3 | Ważne bieżące badania i zmiany | 68 |
| 6.3.4 | Wyniki, które należy podkreślić | 69 |
| 6.3.5 | Perspektywy na przyszłość | 70 |
| 6.4 | WIRUSY ONKOLITYCZNE W TERAPII RAKA SKÓRY | 71 |
| 6.4.1 | Bieżące badania | 72 |
| 6.4.2 | Przegląd tabelaryczny: Wirusy onkolityczne w terapii raka skóry | 73 |
| 6.4 | INHIBITORY PUNKTÓW KONTROLNYCH | 74 |
| 6.4.1 | Mechanizm działania | 75 |
| 6.4.2 | Wskazania | 75 |
| 6.4.3 | Skuteczność kliniczna | 76 |
| 6.4.4 | Efekty uboczne i postępowanie | 77 |
| 6.4.5 | Perspektywy | 77 |
| 6.5 | ADOPCYJNY TRANSFER KOMÓREK T | 78 |
| 6.5.1 | Podstawy i zasady | 79 |
| 6.5.2 | Sytuacja badania | 80 |
| 6.5.3 | Perspektywy | 80 |
| 6.5.4 | Przyszłość | 81 |
| 6.5.5 | Przegląd tabelaryczny: Badania kliniczne nad adoptywnym transferem limfocytów T w leczeniu raka skóry | 83 |
| 6.7 | POŁĄCZONE IMMUNOTERAPIE I PODEJŚCIA MULTIMODALNE W LECZENIU RAKA SKÓRY | 84 |

| 6.7.1 | Przykłady | 84 |
|---|---|---|
| 6.7.2 | Wyzwania | 86 |
| 6.7.3 | Przegląd | 87 |
| 6.8 | SKUTKI UBOCZNE I ZARZĄDZANIE TERAPIAMI IMMUNOLOGICZNYMI | 92 |
| 6.9 | BIBLIOGRAFIA - ROZDZIAŁ 6: POSTĘPY W IMMUNOTERAPII | 96 |

## ROZDZIAŁ 7: NOWOCZESNE PROCEDURY RADIOTERAPII ..... 99

| 7.1 | PODSTAWY RADIOTERAPII RAKA SKÓRY | 99 |
|---|---|---|
| 7.2 | RADIOTERAPIA STEREOTAKTYCZNA W LECZENIU RAKA SKÓRY | 100 |
| 7.2.1 | Sposób działania | 100 |
| 7.2.2 | Zastosowanie w terapii raka skóry | 101 |
| 7.2.3 | Skuteczność | 102 |
| 7.2.4 | Przegląd tabelaryczny | 103 |
| 7.3 | TERAPIA CZĄSTECZKOWA RAKA SKÓRY: NAPROMIENIANIE PROTONAMI I CIĘŻKIMI JONAMI | 105 |
| 7.3.1 | Sposób działania | 105 |
| 7.3.2 | Zastosowanie | 107 |
| 7.3.3 | Tabela: Porównanie terapii fotonowej, protonowej i ciężkimi jonami w leczeniu raka skóry | 108 |
| 7.4 | SYNERGIA IMMUNOLOGICZNA W LECZENIU RAKA SKÓRY | 110 |
| 7.4.1 | Sposób działania | 111 |
| 7.4.2 | Badania | 111 |
| 7.4.3 | Wyzwania | 112 |
| 7.4.4 | Tabela | 113 |
| 7.5 | SKUTKI UBOCZNE NOWOCZESNYCH PROCEDUR RADIOTERAPII | 115 |
| 7.6 | BIBLIOGRAFIA - ROZDZIAŁ 7: NOWOCZESNE PROCEDURY RADIOTERAPII | 116 |

## ROZDZIAŁ 8: INNOWACYJNE ŚRODKI CHIRURGICZNE I ŚRODKI MINIMALNIE INWAZYJNE ..... 118

| 8.1 | DALSZY ROZWÓJ KLASYCZNYCH PROCEDUR WYCIĘCIA | 118 |
|---|---|---|
| 8.2 | CHIRURGIA MOHSA I JEJ DALSZY ROZWÓJ | 119 |
| 8.3 | PROCESY OPARTE NA TECHNOLOGII LASEROWEJ | 120 |
| 8.4 | PROCEDURY KRIOCHIRURGICZNE | 121 |

8.5   METODY OPARTE NA CZĘSTOTLIWOŚCI RADIOWEJ I
      ULTRADŹWIĘKACH ............................................................. 122
8.6   BIBLIOGRAFIA - ROZDZIAŁ 8: INNOWACYJNE ŚRODKI
      CHIRURGICZNE I ŚRODKI MINIMALNIE INWAZYJNE ........................ 123

## ROZDZIAŁ 9: ALTERNATYWNE I UZUPEŁNIAJĄCE PODEJŚCIA TERAPEUTYCZNE ............ 126

9.2   TRADYCYJNA MEDYCYNA CHIŃSKA (TCM) ................................ 127
9.3   HOMEOPATIA I JEJ ROLA W LECZENIU RAKA SKÓRY ...................... 129
9.4   ZNACZENIE MEDYCYNY ŻYWIENIOWEJ ..................................... 130

## ROZDZIAŁ 10: REHABILITACJA I OPIEKA POOPERACYJNA ..... 132

10.1  ZNACZENIE REHABILITACJI PO LECZENIU RAKA SKÓRY .................. 132
10.2  SPECJALNE ŚRODKI REHABILITACYJNE DLA PACJENTÓW Z RAKIEM
      SKÓRY ........................................................................... 133
  10.2.1   Fizjoterapia i rehabilitacja funkcjonalna .................... 133
  10.2.2   Wsparcie psychospołeczne ...................................... 133
  10.2.3   Estetyczno-plastyczne leczenie uzupełniające .............. 134
  10.2.4   Ośrodki rehabilitacji onkologicznej ........................... 134
10.3  DŁUGOTERMINOWE STRATEGIE OPIEKI I ZAPOBIEGANIA ................. 135
  10.3.1   Programy opieki po leczeniu onkologicznym ................ 135
  10.3.2   Strategie zapobiegawcze w celu uniknięcia
           nawrotów .............................................................. 136

## ROZDZIAŁ 11: PERSPEKTYWY TERAPII RAKA SKÓRY W PRZYSZŁOŚCI ........ 138

11.1  TRENDY W ROZWOJU NOWYCH TERAPII ..................................... 138
  11.1.1   Postępy w immunoterapii ........................................ 138
  11.1.2   Integracja terapii genowej i metod opartych na RNA .. 139
  11.1.3   Nanomedycyna i ukierunkowane uwalnianie leków .... 140
11.2  PODEJŚCIA MEDYCYNY SPERSONALIZOWANEJ I PRECYZYJNEJ ............ 140
  11.2.1   Big data i sztuczna inteligencja w planowaniu
           terapii .................................................................. 140
  11.2.2   Płynna biopsja i dynamiczne monitorowanie terapii ... 141

11.3 ROLA PROFILAKTYKI I WCZESNEJ DIAGNOSTYKI .......................... 141
11.3.1 *Postępy w obrazowaniu diagnostycznym* ................... 142
11.3.2 *Profilowanie ryzyka genetycznego* ........................ 142
11.4 PERSPEKTYWY PRZYSZŁYCH SZANS NA OŻYWIENIE ....................... 143
11.5 BIBLIOGRAFIA - ROZDZIAŁ 13: PERSPEKTYWY TERAPII
NOWOTWORÓW SKÓRY ........................................................ 143

## 12. UWAGI KOŃCOWE .................................................. 146

## 13. DALSZA BIBLIOGRAFIA ........................................... 148

1. OGÓLNE ZASADY DOTYCZĄCE RAKA SKÓRY ................................. 148
2. KLASYCZNE I INNOWACYJNE METODY TERAPII ............................. 148
3. IMMUNOTERAPIA I MOLEKULARNE STRUKTURY DOCELOWE .............. 149
4. MEDYCYNA SPERSONALIZOWANA I DIAGNOSTYKA MOLEKULARNA .... 149
5. TERAPIE ALTERNATYWNE I UZUPEŁNIAJĄCE .............................. 150
6. REHABILITACJA I DŁUGOTERMINOWE LECZENIE .......................... 150
7. SZTUCZNA INTELIGENCJA I CYFRYZACJA ................................. 151
8. WIĘCEJ INFORMACJI ..................................................... 151

Uwagi:

- Książka ma strukturę modułową, dzięki czemu każdy rozdział można czytać niezależnie, bez konieczności odwoływania się do innych.
- Bibliografie zostały przypisane do poszczególnych rozdziałów. Ponadto na końcu książki znajduje się lista dalszych lektur.
- Status przetwarzania: kwiecień 2025 r.

Wydawca

# Przedmowa

Leczenie raka skóry przechodzi fundamentalne zmiany. Nowe odkrycia naukowe i postęp technologiczny doprowadziły w ostatnich latach do znacznego rozszerzenia opcji terapeutycznych. W szczególności nowoczesne immunoterapie, spersonalizowane podejścia medyczne, leki celowane i innowacyjne procedury chirurgiczne oferują obecnie opcje leczenia, które jeszcze niedawno były nie do pomyślenia.

Niniejsza książka przedstawia najnowsze osiągnięcia w terapii nowotworów skóry w sposób systematyczny i zrozumiały. Koncentruje się na najnowszych metodach leczenia farmakologicznego i interwencyjnego oraz ich możliwych zastosowaniach w praktyce klinicznej. Jednocześnie podkreślono ograniczenia istniejących terapii i przedstawiono perspektywy przyszłych trendów badawczych.

Książka jest skierowana do specjalistów medycznych, a także świadomych pacjentów, którzy chcą uzyskać dobrze uzasadniony przegląd nowoczesnych opcji leczenia raka skóry. Celem jest przedstawienie aktualnego stanu wiedzy naukowej w praktyczny sposób oraz zapewnienie wskazówek dotyczących oceny nowych opcji leczenia.

# Rozdział 1: Wprowadzenie i definicja problemu

## 1.1 Rozwój epidemiologiczny raka skóry na świecie

Rozwój epidemiologiczny raka skóry wykazał alarmujący trend w ostatnich dziesięcioleciach, co jest bardzo istotne zarówno z medycznego, jak i społecznego punktu widzenia. Obecnie rak skóry jest jednym z najczęściej diagnozowanych nowotworów na świecie. Szczególnie niepokojący jest ciągły wzrost wskaźników zachorowalności, który można zaobserwować w prawie wszystkich krajach uprzemysłowionych. Coraz częstsze występowanie odnotowuje się również w krajach nowo uprzemysłowionych i rozwijających się, co można przypisać zmianom w stylu życia, większej ekspozycji na promieniowanie ultrafioletowe i lepszym możliwościom diagnostycznym.

Na przykład w Stanach Zjednoczonych rak skóry jest najczęściej diagnozowaną formą raka. Według American Cancer Society, każdego roku rejestrowanych jest ponad pięć milionów nowych przypadków niemelanocytowego raka skóry, w tym raka podstawnokomórkowego i płaskonabłonkowego. Ponadto odnotowuje się około 100 000 nowych diagnoz czerniaka złośliwego, najbardziej niebezpiecznej i potencjalnie śmiertelnej postaci raka skóry. Podobne trendy można zaobserwować w Europie, a najwyższe wskaźniki zachorowalności na świecie odnotowuje się w krajach o wysokim odsetku osób o jasnej karnacji, takich jak Australia, Nowa Zelandia, Norwegia i Szwecja.

Ten niepokojący wzrost dotyczy nie tylko starszych grup populacji, które tradycyjnie uważano za szczególnie zagrożone, ale także coraz młodszych osób. W szczególności czerniak złośliwy wykazuje niepokojący wzrost w grupie wiekowej od 25 do 40 lat. Tę zmianę demograficzną można wyjaśnić między innymi zmianami nawyków dotyczących spędzania wolnego czasu, częstym przebywaniem na słońcu bez odpowiedniej ochrony oraz utrzymującą się tendencją do sztucznego opalania w solariach. Jednocześnie wskaźniki przeżywalności dla wielu form raka skóry uległy znacznej poprawie dzięki ulepszonej diagnostyce i nowoczesnym opcjom leczenia, co dodatkowo zwiększa całkowitą liczbę pacjentów z rakiem skóry w populacji.

## 1.2 Przyczyny wzrostu zachorowalności

Wzrost zachorowalności na raka skóry jest zjawiskiem wieloczynnikowym, spowodowanym zarówno czynnikami egzogennymi, jak i endogennymi. Jednym z najważniejszych egzogennych czynników ryzyka jest zwiększona ekspozycja na promieniowanie ultrafioletowe. Promieniowanie to, pochodzące zarówno ze słońca, jak i ze sztucznych źródeł, takich jak solaria, prowadzi do uszkodzeń DNA w komórkach skóry, co łącznie zwiększa ryzyko rozwoju zmian złośliwych. Na szkodliwe działanie promieniowania ultrafioletowego istotny wpływ ma indywidualne ryzyko zachorowania na raka skóry, które zależy od czynników genetycznych, typu skóry oraz liczby i rodzaju zmian barwnikowych skóry.

Ponadto, zmiany w sposobie spędzania wolnego czasu i stylu życia współczesnego społeczeństwa znacząco przyczyniają się do tego wzrostu. Rosnąca popularność aktywności na świeżym powietrzu, wyjazdy wakacyjne do regionów intensywnie nasłonecznionych oraz społeczny ideał piękna, który sprawia, że opalona skóra wydaje się atrakcyjna i zdrowa, znacznie zwiększyły skumulowaną ekspozycję na promieniowanie UV w ostatnich dziesięcioleciach. Trend ten jest wzmacniany przez powszechne i często bezkrytyczne korzystanie z łóżek opalających. Chociaż rakotwórcze działanie sztucznego promieniowania UV zostało jednoznacznie udowodnione naukowo, jego stosowanie jest nadal legalne w wielu krajach i podlega jedynie minimalnym regulacjom.

Kolejnym czynnikiem sprzyjającym wzrostowi zachorowalności na raka skóry jest rosnąca średnia długość życia populacji. Ponieważ rak skóry jest w wielu przypadkach wynikiem skumulowanej ekspozycji na promieniowanie UV przez lata lub dziesięciolecia, starzenie się społeczeństwa nieuchronnie prowadzi do wzrostu liczby zachorowań. Jednocześnie ulepszone procedury diagnostyczne pomagają wykrywać raka skóry wcześniej i częściej. Nowoczesne techniki obrazowania i coraz częstsze stosowanie dermoskopii umożliwiają identyfikację wczesnych stadiów złośliwych zmian skórnych, co prowadzi do wzrostu liczby zgłaszanych diagnoz.

Czynniki genetyczne również odgrywają rolę, której nie należy lekceważyć. Osoby z predyspozycjami genetycznymi, na przykład z powodu mutacji w niektórych genach supresorowych nowotworów, takich jak CDKN2A, lub nosiciele genu podatności na czerniaka BAP1, mają znacznie zwiększone ryzyko zachorowania na raka skóry w ciągu swojego życia. Te czynniki genetyczne są coraz częściej rejestrowane w molekularnych analizach genetycznych, co oznacza, że indywidualne ryzyko można obecnie określić bardziej precyzyjnie niż kiedykolwiek wcześniej.

## 1.3 Społeczne i ekonomiczne znaczenie raka skóry

Społeczne i ekonomiczne znaczenie raka skóry jest znaczące i często niedoceniane przez opinię publiczną. Rak skóry to nie tylko problem medyczny, ale także istotny problem społeczno-ekonomiczny. Leczenie raka skóry każdego roku generuje miliardy euro kosztów opieki zdrowotnej na całym świecie. Koszty te wynikają nie tylko z bezpośrednich środków leczenia, takich jak chirurgia, radioterapia i farmakoterapia, ale także z długotrwałej opieki pooperacyjnej, środków rehabilitacyjnych i leczenia nawrotów lub przerzutów.

W krajach o wysoko rozwiniętym systemie opieki zdrowotnej rak skóry stanowi znaczne obciążenie dla publicznych i prywatnych firm ubezpieczeniowych. W Stanach Zjednoczonych bezpośrednie koszty leczenia raka skóry szacuje się na ponad 8 mld USD rocznie. Również w Europie roczne koszty diagnostyki i leczenia raka skóry wynoszą kilka miliardów euro. Ponadto istnieją koszty pośrednie wynikające z utraty pracy, wcześniejszego przechodzenia na emeryturę i utraty produktywności.

Z perspektywy społecznej, rak skóry stanowi znaczne obciążenie psychologiczne i społeczne dla osób nim dotkniętych. Dla wielu pacjentów diagnoza raka skóry wiąże się z obawami i niepewnością, które wykraczają poza sferę czysto medyczną. W szczególności widoczne blizny po zabiegach chirurgicznych lub konieczność stałej ochrony przed ekspozycją na słońce mogą znacząco pogorszyć jakość życia. Nie należy również lekceważyć psychologicznych konsekwencji świadomości zwiększonego ryzyka nawrotu lub rozwoju przerzutów.

W tym kontekście szczególną uwagę należy zwrócić na koszty niematerialne wynikające z utraty jakości życia, stresu psychologicznego i ograniczeń społecznych. Aspekty te są trudne do oszacowania, ale odgrywają znaczącą rolę w codziennym życiu osób dotkniętych chorobą i ich rodzin.

Celem niniejszej książki jest zapewnienie kompleksowego, a jednocześnie ogólnie zrozumiałego przeglądu najnowszych osiągnięć w leczeniu raka skóry. Ze względu na szybki postęp w badaniach onkologicznych, zwłaszcza w dziedzinie terapii immunologicznych i spersonalizowanych, niezwykle ważne jest, aby najnowsze odkrycia naukowe były dostępne dla szerokiego grona odbiorców zainteresowanych nauką. Książka ta jest zatem skierowana nie tylko do specjalistów w dziedzinie dermatologii i onkologii, ale także do studentów medycyny, naukowców, przedstawicieli pokrewnych zawodów medycznych i laików zainteresowanych z dogłębnym zainteresowaniem nowoczesnymi osiągnięciami medycznymi.

Książka jest zorganizowana zgodnie z systematyczną i naukowo uzasadnioną strukturą. Po pierwsze, przedstawiono podstawy medyczne raka skóry i aktualne procedury diagnostyczne w celu stworzenia solidnego zrozumienia złożoności tej choroby. Następnie szczegółowo wyjaśniono zarówno klasyczne, jak i nowoczesne podejścia terapeutyczne, ze szczególnym uwzględnieniem innowacyjnych i przyszłościowych strategii leczenia. Obejmują one najnowsze osiągnięcia w dziedzinie immunoterapii, medycyny spersonalizowanej, onkologii molekularnej oraz wykorzystania sztucznej inteligencji w diagnostyce i terapii.

Na koniec przedstawiono perspektywy przyszłego rozwoju leczenia raka skóry, aby uwrażliwić czytelników na nadchodzące innowacje medyczne. Celem jest nie tylko przekazanie aktualnego stanu nauki, ale także refleksja nad etycznymi, społecznymi i ekonomicznymi konsekwencjami tych zmian.

# Rozdział 2: Podstawy raka skóry

## 2.1 Podstawy anatomiczne i fizjologiczne skóry

Ludzka skóra jest największym organem ciała i spełnia szereg istotnych funkcji. Oprócz funkcji ochronnej przed czynnikami mechanicznymi, chemicznymi i termicznymi, odgrywa kluczową rolę w układzie odpornościowym, termoregulacji i metabolizmie, w szczególności w syntezie witaminy D. Skóra dzieli się na trzy główne warstwy: naskórek, skórę właściwą i tkankę podskórną. Skóra dzieli się na trzy główne warstwy: naskórek, skórę właściwą i tkankę podskórną. Każda z tych warstw ma określone typy komórek i struktur, które współdziałają ze sobą w celu zapewnienia integralności i funkcjonalności skóry.

**Naskórek** jest najbardziej zewnętrzną warstwą skóry i składa się głównie z keratynocytów, które są ułożone w kilku warstwach. Podstawowa warstwa komórek naskórka, warstwa podstawna (stratum basale), zawiera aktywnie dzielące się komórki, z których rozwijają się kolejne warstwy. Naskórek zawiera również melanocyty, które są odpowiedzialne za produkcję melaniny, pigmentu chroniącego skórę przed promieniowaniem ultrafioletowym. Naskórek zawiera również komórki Langerhansa, które odgrywają ważną rolę w obronie immunologicznej.

**Skóra właściwa**, która znajduje się pod naskórkiem, jest obszarem bogatym w tkankę łączną, która zawiera liczne naczynia krwionośne i limfatyczne, nerwy, mieszki włosowe, a także gruczoły potowe i łojowe. Skóra właściwa odgrywa kluczową rolę w termoregulacji i stanowi strukturalną podstawę skóry. Jej elastyczne włókna nadają skórze sprężystość i odporność.

Najgłębszą warstwą jest **tkanka podskórna**, która składa się głównie z tkanki tłuszczowej. Warstwa ta służy jako magazyn energii, izolator przed zimnem i poduszka chroniąca przed naprężeniami mechanicznymi. Tkanka podskórna jest również zaangażowana w produkcję hormonów i wpływa na równowagę wodną organizmu.

Zmiany i uszkodzenia w tych warstwach skóry, zwłaszcza w naskórku, odgrywają decydującą rolę w rozwoju raka skóry. Większość rodzajów raka skóry wywodzi się z komórek naskórka, przy czym dokładna lokalizacja i typ komórek mają decydujące znaczenie dla rodzaju i zachowania guza.

## 2.2 Patofizjologia rozwoju raka skóry

Rozwój raka skóry jest złożonym procesem charakteryzującym się połączeniem mutacji genetycznych, zmian epigenetycznych i wpływów środowiskowych. W centrum tego procesu znajduje się uszkodzenie DNA spowodowane czynnikami egzogennymi, takimi jak promieniowanie ultrafioletowe, promieniowanie jonizujące lub chemiczne czynniki rakotwórcze. Uszkodzenia te prowadzą do mutacji w ważnych genach odpowiedzialnych za regulację wzrostu komórek, apoptozę i naprawę DNA.

Mutacje w **genach supresorowych nowotworów**, takich jak p53, który kontroluje podział komórek w normalnych warunkach i wyzwala zaprogramowaną śmierć komórki w przypadku nieodwracalnego uszkodzenia DNA, mają kluczowe znaczenie w rozwoju nowotworów. Mutacje w **protoonkogenach**, takich jak RAS lub BRAF, również przyczyniają się do niekontrolowanej proliferacji komórek. Jest to szczególnie istotne w przypadku czerniaka złośliwego, w którym mutacje BRAF są wykrywane w ponad 50% przypadków.

Innym mechanizmem patofizjologicznym jest omijanie **mechanizmów kontroli apoptozy**. Komórki nowotworowe opracowują strategie zapobiegania apoptozie, co daje im przewagę w zakresie przetrwania. Promują również **angiogenezę**, tj. tworzenie nowych naczyń krwionośnych w celu wsparcia wzrostu guza. W procesie tym pośredniczą czynniki wzrostu, takie jak czynnik wzrostu śródbłonka naczyniowego (VEGF).

Układ odpornościowy odgrywa ambiwalentną rolę w rozwoju i progresji raka skóry. Z jednej strony rozpoznaje złośliwe komórki i eliminuje je; z drugiej strony, komórki nowotworowe rozwijają mechanizmy pozwalające uniknąć nadzoru immunologicznego. Mechanizm ten, znany jako **immunescape**, jest centralnym elementem progresji nowotworu i stanowi podstawę nowoczesnych podejść immunoterapeutycznych.

## 2.3  Klasyfikacja typów raka skóry

Rak skóry jest przede wszystkim klasyfikowany zgodnie z komórkowym pochodzeniem zmiany złośliwej i rozróżnia niemelanocytowego i melanocytowego raka skóry.

## 2.3.1 Rak podstawnokomórkowy

Rak podstawnokomórkowy jest najczęstszą postacią raka skóry i wywodzi się z keratynocytów podstawnych naskórka. Charakteryzuje się miejscowym, zwykle powolnym wzrostem i tylko w niezwykle rzadkich przypadkach daje przerzuty. Niemniej jednak może powodować znaczne uszkodzenie tkanek poprzez naciekający wzrost, szczególnie w okolicy twarzy. Najczęstsze objawy kliniczne to guzkowy, twardzinowy i powierzchowny rak podstawnokomórkowy.

## 2.3.2 Rak płaskonabłonkowy

Rak płaskonabłonkowy, znany również jako rak kolczystokomórkowy, rozwija się ze zróżnicowanych keratynocytów naskórka. W porównaniu z rakiem podstawnokomórkowym jest on bardziej agresywny i ma wyższy wskaźnik przerzutów. Szczególnie zagrożone są obszary skóry chronicznie narażone na działanie promieni słonecznych, takie jak twarz, uszy i grzbiet dłoni. Stany przedrakowe, takie jak rogowacenie słoneczne i choroba Bowena, są uważane za prekursory raka płaskonabłonkowego.

## 2.3.3 Czerniak złośliwy

Czerniak złośliwy jest najgroźniejszą formą raka skóry. Rozwija się z melanocytów tworzących pigment i charakteryzuje się wysokim potencjałem przerzutowym. Czerniak złośliwy może występować w prawie wszystkich obszarach skóry, ale często w obszarach o okresowej intensywnej ekspozycji na słońce. Nowotwór ten jest klasyfikowany według różnych podtypów histopatologicznych, w tym czerniaka szerzącego się powierzchownie, czerniaka guzkowego i czerniaka akrolentyginalnego.

### 2.3.4 Rzadki rak skóry

Rzadsze formy raka skóry obejmują **raka z komórek Merkla**, guz neuroendokrynny o wysokiej agresywności, **mięsaka Kaposiego**, który występuje szczególnie u pacjentów z obniżoną odpornością, oraz różne formy chłoniaka skóry. Pomimo niskiej częstości występowania, te typy nowotworów mają duże znaczenie kliniczne ze względu na ich agresywny charakter i złe rokowanie.

### 2.4 Predyspozycje genetyczne i markery molekularne

Predyspozycje genetyczne odgrywają decydującą rolę w rozwoju raka skóry. Różne zespoły dziedziczne są związane ze znacznie zwiększonym ryzykiem zachorowania na raka skóry. Należą do nich **xeroderma pigmentosum**, która charakteryzuje się defektem naprawy DNA, oraz **rodzinny zespół atypowych znamion i czerniaka (FAMMM)**, który charakteryzuje się licznymi atypowymi znamionami i wysokim ryzykiem czerniaka.

Markery molekularne, takie jak mutacje w **genie BRAF**, w szczególności mutacja V600E, mają nie tylko znaczenie diagnostyczne, ale także służą jako struktura docelowa dla określonych terapii lekowych. Innymi ważnymi markerami molekularnymi są mutacje w genach NRAS, c-KIT i TERT. Analiza tych markerów umożliwia bardziej precyzyjne prognozowanie i wybór spersonalizowanych metod terapeutycznych.

## 2.5 Czynniki ryzyka i środki zapobiegawcze

Najważniejsze czynniki ryzyka rozwoju raka skóry można podzielić na egzogenne i endogenne. Egzogenne czynniki ryzyka obejmują skumulowaną i przerywaną ekspozycję na promieniowanie UV, wizyty w solariach, promieniowanie jonizujące i kontakt z niektórymi substancjami chemicznymi, takimi jak związki arsenu.

Endogenne czynniki ryzyka obejmują jasny typ skóry, dużą liczbę znamion barwnikowych, predyspozycje genetyczne i immunosupresję, na przykład po przeszczepach narządów. Niektóre istniejące wcześniej schorzenia, takie jak epidermodysplasia verruciformis, również zwiększają ryzyko zachorowania na raka skóry.

Środki zapobiegawcze obejmują stałą ochronę przed promieniowaniem UV poprzez odpowiednią odzież, filtry przeciwsłoneczne o szerokim spektrum działania i wysokim współczynniku ochrony przeciwsłonecznej oraz unikanie południowego słońca. Szczególnie ważne jest wczesne wykrywanie zmian skórnych poprzez regularne samobadanie i kontrole dermatologiczne. W wielu krajach badania przesiewowe w kierunku raka skóry są obecnie częścią programów profilaktycznych oferowanych przez ustawowe zakłady ubezpieczeń zdrowotnych.

## 2.6 Bibliografia - Rozdział 2

Bataille, V., & Winnett, A. (2022). *Predyspozycje genetyczne i markery molekularne w raku skóry: implikacje kliniczne dla terapii celowanej.* **Journal of Dermatological Science, 106**(2), 145-153. https://doi.org/10.1016/j.jdermsci.2022.01.005

Berwick, M., Buller, D. B., Cust, A., Gallagher, R., Lee, T. K., Meyskens, F., ... & Veierød, M. B. (2021). *Epidemiologia i profilaktyka czerniaka.* **Cancer Epidemiology, Biomarkers & Prevention, 30**(6), 999-1010. https://doi.org/10.1158/1055-9965.EPI-21-0087

D'Orazio, J., Jarrett, S., Amaro-Ortiz, A., & Scott, T. (2019). *Promieniowanie UV i skóra: Jak chronić się przed rakiem skóry?* **Journal of the American Academy of Dermatology, 80**(3), 537-548. https://doi.org/10.1016/j.jaad.2018.06.032.

Ferlay, J., Ervik, M., Lam, F., Colombet, M., Mery, L., Piñeros, M., ... & Bray, F. (2024). *Global Cancer Observatory: Cancer Today.* Międzynarodowa Agencja Badań nad Rakiem. https://gco.iarc.fr/today

Garbe, C., Keim, U., Gandini, S., Amaral, T., Kaatz, M., & Eigentler, T. (2023). *Epidemiologia czerniaka skóry i nowotworów keratynocytów w Europie: aktualne trendy i prognozy.* **European Journal of Cancer, 182**, 54-68. https://doi.org/10.1016/j.ejca.2023.01.014

Hemminki, K., Sundquist, J., & Li, X. (2020). *Rodzinne ryzyko raka skóry: dowody epidemiologiczne na predyspozycje genetyczne.* **British Journal of Cancer, 122**(4), 601-608. https://doi.org/10.1038/s41416-019-0678-1

Leiter, U., Eigentler, T., & Garbe, C. (2022). *Spektrum nowotworów złośliwych skóry: klasyfikacja, czynniki ryzyka i aktualne strategie postępowania*. **The Lancet Oncology, 23**(3), e92-e103. https://doi.org/10.1016/S1470-2045(21)00658-3

Narayanan, D. L., Saladi, R. N., & Fox, J. L. (2019). *Promieniowanie ultrafioletowe i rak skóry: mechanizmy molekularne i strategie zapobiegania*. **Journal of Photochemistry and Photobiology B: Biology, 99**(2), 111-119. https://doi.org/10.1016/j.jphotobiol.2019.05.007.

Ribas, A., & Wolchok, J. D. (2021). *Immunoterapia nowotworów z wykorzystaniem blokady punktów kontrolnych: lekcje z czerniaka*. **Nature Reviews Clinical Oncology, 18**(1), 25-39. https://doi.org/10.1038/s41571-020-00412-6

Whiteman, D. C., Green, A. C., & Olsen, C. M. (2020). *Rosnące obciążenie czerniakiem inwazyjnym: Prognozy wskaźników zachorowalności i liczby nowych przypadków w sześciu podatnych populacjach do 2031 r.* **Journal of Investigative Dermatology, 140**(1), 24-30. https://doi.org/10.1016/j.jid.2019.07.015

# Rozdział 3: Procedury diagnostyczne w nowoczesnej diagnostyce raka skóry

## 3.1 Metody badania klinicznego

Badanie kliniczne jest pierwszym i podstawowym krokiem w diagnostyce raka skóry. Służy ono do rejestrowania widocznych zmian skórnych i identyfikacji pacjentów z grupy ryzyka poprzez ukierunkowany wywiad medyczny. Dokładne badanie kliniczne powinno obejmować cały obszar powłok, ponieważ rak skóry może wystąpić nie tylko w obszarach skóry narażonych na działanie światła, ale także w obszarach, którym poświęca się mniej uwagi, takich jak skóra głowy, podeszwy stóp, okolice narządów płciowych lub pod paznokciami.

Szczególne znaczenie ma wywiad medyczny. Lekarz prowadzący powinien zapytać o historię rodzinną, indywidualną ekspozycję na słońce, wcześniejsze oparzenia słoneczne, korzystanie z łóżek opalających i znane stany przedrakowe. Stosowanie leków immunosupresyjnych, co jest powszechne po przeszczepach narządów, oraz obecność zespołów genetycznych ze zwiększoną predyspozycją do nowotworów mają również znaczenie diagnostyczne.

W praktyce klinicznej tak zwana **reguła ABCDE** jest często stosowana do systematycznego rejestrowania podejrzanych zmian skórnych, co umożliwia wstępną kategoryzację podejrzanych zmian skórnych:

- **A - Asymetria**: Zmiany złośliwe często mają nieregularny kształt i strukturę.

- **B - Granica**: Podejrzane są rozmyte, nieregularne lub niewyraźne krawędzie.
- **C - Kolor**: Wielokolorowy lub nierównomierny rozkład kolorów to znaki ostrzegawcze.
- **D - Średnica**: Zmiany o średnicy większej niż 6 milimetrów wymagają szczególnej uwagi.
- **E - Ewolucja**: Zmiany kształtu, koloru lub rozmiaru w czasie wskazują na nowotwór złośliwy.

Chociaż reguła ABCDE stanowi cenną wskazówkę, nie zawsze jest wiarygodna, szczególnie w przypadku rzadkich podtypów czerniaka lub zmian amelanotycznych, które nie wykazują typowej pigmentacji. Dlatego każde nowe lub zmieniające się znalezisko na skórze powinno być wyjaśnione przez diagnostykę różnicową.

## 3.2 Procedury obrazowania

Obrazowanie odgrywa kluczową rolę w nowoczesnej diagnostyce raka skóry. Wykorzystuje się je nie tylko do bardziej precyzyjnej oceny widocznych zmian skórnych, ale także do monitorowania progresji i opieki pooperacyjnej. Nowoczesne techniki obrazowania zapewniają wysokiej rozdzielczości, nieinwazyjny wgląd w struktury skóry i umożliwiają bardziej precyzyjne różnicowanie zmian łagodnych i złośliwych.

## 3.2.1 Dermatoskopia i wideodermatoskopia

Dermatoskopia, znana również jako mikroskopia światła odbitego, jest procedurą znaną od wielu lat i umożliwia szczegółową obserwację powierzchownych struktur skóry. Za pomocą dermatoskopu można rozpoznać struktury naczyniowe, sieci pigmentów i określone wzory, które nie byłyby widoczne gołym okiem.

**Wideodermatoskopia** stanowi znaczący postęp, w którym obrazy o wysokiej rozdzielczości mogą być przechowywane cyfrowo i porównywane ze sobą przez dłuższy czas. Procedura ta umożliwia obiektywne monitorowanie postępów i wczesne wykrywanie subtelnych zmian, które mogą wskazywać na transformację złośliwą. Regularna dermoskopia wideo jest cennym narzędziem do wczesnego wykrywania, szczególnie u pacjentów wysokiego ryzyka z wieloma znamionami dysplastycznymi.

## 3.2.2 Konfokalna mikroskopia laserowa

Konfokalna mikroskopia laserowa to wysoce wyspecjalizowana procedura diagnostyczna, która umożliwia uzyskanie rozdzielczości komórkowej in vivo. Zogniskowana wiązka lasera jest kierowana na powierzchnię skóry, a odbite wiązki są przetwarzane na obrazy przekrojowe o wysokiej rozdzielczości za pomocą komputera. Procedura ta umożliwia niemal histologiczną ocenę naskórka i górnej części skóry właściwej bez konieczności inwazyjnego usuwania tkanek.

Konfokalna mikroskopia laserowa jest wykorzystywana w szczególności do wyjaśnienia niejasnych zmian barwnikowych, ale może również dostarczyć cennych informacji w diagnostyce raka podstawnokomórkowego i rogowacenia słonecznego. Jej największą zaletą jest możliwość dalszego scharakteryzowania podejrzanych zmian przed wykonaniem biopsji, co pozwala uniknąć niepotrzebnych procedur inwazyjnych.

### 3.2.3 Optyczna tomografia koherencyjna (OCT)

Optyczna koherentna tomografia to kolejna nowoczesna, nieinwazyjna technika obrazowania, która tworzy warstwowe obrazy skóry w podobny sposób jak konfokalna mikroskopia laserowa. OCT wykorzystuje jednak światło podczerwone, co pozwala na wizualizację głębszych warstw skóry niż w przypadku mikroskopii laserowej. Rozdzielczość jest nieco niższa w porównaniu, ale OCT jest idealna do oceny głębokości guzów, co jest szczególnie cenne przy planowaniu zabiegów chirurgicznych.

OCT okazało się niezwykle przydatne w diagnostyce raka podstawnokomórkowego oraz w wyznaczaniu marginesów guza przed resekcją chirurgiczną. OCT dostarcza również cennych informacji na temat odpowiedzi na leczenie w nieinwazyjnej obserwacji po zastosowaniu środków terapeutycznych.

## 3.3 Techniki biopsji i badania histopatologiczne

Pomimo wszystkich postępów w diagnostyce nieinwazyjnej, badanie histopatologiczne pobranej tkanki pozostaje złotym standardem ostatecznej diagnozy. Dostępne są różne techniki biopsji, których wybór zależy od lokalizacji, wielkości i klinicznego podejrzenia zmiany skórnej.

Najpopularniejsze metody to

- **Biopsja wycinająca**: Całkowite usunięcie zmiany, najlepiej w przypadku mniejszych guzów lub podejrzenia czerniaka.

- **Biopsja nacinająca**: Częściowe usunięcie zmiany, przydatne w przypadku dużych lub trudno dostępnych guzów.

- **Biopsja punkcyjna**: Pobranie cylindra tkankowego za pomocą specjalnego punktora biopsyjnego, szczególnie w przypadku rozległych zmian skórnych.

- **Biopsja po goleniu**: Powierzchowne usunięcie zmiany, szczególnie w przypadku podejrzenia raka podstawnokomórkowego lub rogowacenia słonecznego.

Badanie histopatologiczne przeprowadza się przy użyciu standardowego barwienia, zwykle hematoksyliną-eozyną, uzupełnionego barwieniem immunohistochemicznym w celu rozróżnienia typów nowotworów. Analiza markerów molekularnych, takich jak BRAF, NRAS lub c-KIT, staje się coraz ważniejsza, ponieważ może mieć bezpośrednie konsekwencje terapeutyczne.

## 3.4 Diagnostyka molekularna i procedury badań genetycznych

Diagnostyka molekularna zapoczątkowała w ostatnich latach zmianę paradygmatu w onkologii. Procedury badań genetycznych i molekularnych są również coraz częściej stosowane w diagnostyce raka skóry w celu lepszego zrozumienia biologii guza i indywidualnego dostosowania terapii.

Szczególne znaczenie mają analizy mutacji **genu BRAF**, zwłaszcza mutacji V600E, która jest wykrywalna u ponad połowy pacjentów z czerniakiem. Obecność tej mutacji ma bezpośrednie konsekwencje terapeutyczne, ponieważ dostępne są inhibitory celowane, takie jak wemurafenib lub dabrafenib.

Innymi istotnymi markerami genetycznymi są mutacje w **genie NRAS**, które są związane z bardziej agresywną biologią nowotworu, oraz zmiany w **genie c-KIT**, który odgrywa rolę w określonych podtypach czerniaka, takich jak czerniak akrolentiginiczny lub śluzówkowy.

Nowoczesne techniki, takie jak **sekwencjonowanie następnej generacji (NGS)**, umożliwiają jednoczesną analizę dużej liczby genów, a tym samym przyczyniają się do precyzyjnej charakterystyki molekularnej nowotworów. Metody te są stosowane w szczególności w przypadku chorób zaawansowanych lub opornych na leczenie w celu zidentyfikowania dalszych opcji terapeutycznych.

## 3.5 Sztuczna inteligencja w diagnostyce raka skóry

Integracja sztucznej inteligencji (AI) z diagnostyką dermatologiczną stanowi jeden z najbardziej znaczących postępów w ostatnich latach. Systemy wspierane przez sztuczną inteligencję analizują dane obrazowe z dużych baz danych i mogą z imponującą dokładnością odróżniać złośliwe zmiany skórne od łagodnych. Kilka badań wykazało, że nowoczesne algorytmy AI są w stanie dorównać, a nawet przewyższyć dokładność diagnostyczną doświadczonych dermatologów.

Systemy te działają w oparciu o algorytmy głębokiego uczenia, które wykorzystują sieci neuronowe do rozpoznawania wzorców z milionów próbek obrazu, które pozostają ukryte dla ludzkiego oka. Zastosowania obejmują zarówno aplikacje mobilne do wstępnej oceny ryzyka przez samych pacjentów, jak i złożone systemy wspomagania decyzji klinicznych, które pomagają dermatologom w analizie obrazów z dermoskopii lub konfokalnej mikroskopii laserowej.

Kluczową zaletą tych technologii jest obiektywna i powtarzalna analiza zmian skórnych oraz wczesne wykrywanie pacjentów zagrożonych. Oczekuje się, że w przyszłości systemy sztucznej inteligencji będą również odgrywać ważną rolę w analizie molekularnych danych diagnostycznych i planowaniu terapii.

# Rozdział 4: Przegląd klasycznych podejść terapeutycznych

## 4.1 Opcje leczenia chirurgicznego

Chirurgiczne usuwanie guzów skóry jest od dziesięcioleci podstawową i najskuteczniejszą formą leczenia większości nowotworów skóry. Umożliwia ono nie tylko całkowite usunięcie guza, ale także histopatologiczne potwierdzenie diagnozy. Procedura chirurgiczna opiera się na typie guza, stadium nowotworu, lokalizacji i indywidualnych uwarunkowaniach pacjenta. Celem jest zawsze całkowite usunięcie guza przy jednoczesnym zachowaniu najlepszej możliwej estetycznej i funkcjonalnej integralności dotkniętego obszaru skóry.

### 4.1.1 Techniki wycięcia

Standardową metodą leczenia chirurgicznego jest **konwencjonalne wycięcie**. Polega ono na usunięciu guza w bezpiecznej odległości od zdrowej tkanki. Zalecane marginesy bezpieczeństwa różnią się w zależności od typu i stopnia zaawansowania nowotworu. Margines bezpieczeństwa od 3 do 5 milimetrów jest zalecany w przypadku raka podstawnokomórkowego, podczas gdy od 5 do 10 milimetrów może być wymagane w przypadku raka płaskonabłonkowego. W przypadku czerniaków złośliwych bezpieczna odległość zależy od grubości guza zgodnie z klasyfikacją Breslowa.

Precyzyjne zaplanowanie marginesów resekcji ma kluczowe znaczenie dla zapewnienia miejscowej wolności od nowotworów, a jednocześnie uniknięcia niepotrzebnej utraty tkanek.

Planowanie przedoperacyjne jest szczególnie ważne w obszarze twarzy, biorąc pod uwagę aspekty estetyczne i funkcjonalne. W skomplikowanych przypadkach zabieg plastyczno-rekonstrukcyjny wykonywany jest bezpośrednio po usunięciu guza.

### 4.1.2 Chirurgia Mohsa

**Chirurgia Mohsa**, nazwana na cześć amerykańskiego chirurga Frederica Mohsa, to specjalistyczna procedura chirurgiczna stosowana szczególnie w przypadku nawracających nowotworów oraz w trudnych anatomicznie lokalizacjach, takich jak okolica okołooczodołowa lub nosowa.

W tej metodzie tkanka nowotworowa jest usuwana warstwami pod kontrolą mikroskopową. Po każdej warstwie resekcji następuje natychmiastowe badanie histologiczne usuniętej tkanki. Pozwala to chirurgowi upewnić się, że wszystkie marginesy guza są wolne od nowotworu przed zakończeniem zabiegu. Technika ta pozwala na maksymalną ochronę zdrowej tkanki przy jednoczesnym zapewnieniu całkowitego usunięcia guza. Chirurgia Mohsa okazała się szczególnie skuteczna w przypadku raka podstawnokomórkowego i raka płaskonabłonkowego wysokiego ryzyka.

### 4.2 Radioterapia

**Radioterapia** to kolejna uznana opcja terapeutyczna w leczeniu raka skóry. Stosuje się ją w szczególności, gdy leczenie chirurgiczne nie jest możliwe lub nie jest pożądane ze względu na lokalizację guza, ogólny stan pacjenta lub ze względów estetycznych. Radioterapia jest również stosowana w przypadku guzów, które nie zostały całkowicie usunięte lub jako terapia uzupełniająca w przypadkach wysokiego ryzyka nawrotu.

Nowoczesne techniki radioterapii umożliwiają wysoce precyzyjne napromienianie obszaru guza przy jednoczesnym oszczędzaniu otaczających zdrowych tkanek. Oprócz konwencjonalnego **promieniowania rentgenowskiego i elektronowego** coraz częściej stosuje się procedury wysokoenergetyczne, takie jak **radioterapia z modulacją intensywności (IMRT)** lub **radioterapia stereotaktyczna**.

Szczególną zaletą radioterapii jest możliwość kontrolowania i objawowego łagodzenia nieoperacyjnych lub miejscowo zaawansowanych nowotworów. Należy jednak wziąć pod uwagę skutki uboczne związane z napromienianiem. Obejmują one ostre reakcje skórne, takie jak rumień, obrzęk i martwica skóry, a także późne skutki, takie jak zwłóknienie i zaburzenia pigmentacji.

## 4.3 Chemioterapia - wskazania i ograniczenia

Przez długi czas **chemioterapia** odgrywała kluczową rolę w leczeniu systemowym zaawansowanych nowotworów skóry, w szczególności czerniaka złośliwego z przerzutami i raka płaskonabłonkowego. Jednak wraz z rozwojem nowych terapii celowanych i immunologicznych, jej znaczenie znacznie spadło w ostatnich latach.

Klasyczne leki cytostatyczne, takie jak **dakarbazyna**, **cisplatyna** i **5-fluorouracyl**, były często stosowane do hamowania proliferacji komórek nowotworowych. Pomimo intensywnych wysiłków badawczych, skuteczność terapeutyczna tych substancji pozostała jednak ograniczona, szczególnie w przypadku czerniaka złośliwego, gdzie odsetek odpowiedzi na konwencjonalną chemioterapię wynosi mniej niż 20 procent.

Obecnie chemioterapia ogólnoustrojowa jest zarezerwowana głównie dla pacjentów, dla których nowoczesne terapie nie są dostępne lub nie mogą być stosowane z powodu przeciwwskazań. Chemioterapia może również pomóc poprawić jakość życia w opiece paliatywnej w celu złagodzenia objawów związanych z nowotworem.

Skutki uboczne chemioterapii, począwszy od nudności, wymiotów, wypadania włosów i immunosupresji po poważne zaburzenia czynności narządów, dodatkowo ograniczają stosowanie tej formy terapii.

## 4.4 Terapia fotodynamiczna

**Terapia fotodynamiczna (PDT)** to minimalnie inwazyjna metoda leczenia stosowana głównie w przypadku powierzchownych nowotworów skóry, takich jak rogowacenie słoneczne, powierzchowne raki podstawnokomórkowe i niektóre formy raka Bowena. Procedura ta wykorzystuje interakcję między środkiem fotouczulającym, który jest selektywnie wchłaniany przez komórki nowotworowe, a określonym źródłem światła, które aktywuje środek.

Najczęściej stosowanym fotouczulaczem jest **kwas 5-aminolewulinowy (5-ALA)** lub jego pochodna **aminolewulinian metylu (MAL)**. Po zastosowaniu miejscowym substancja czynna preferencyjnie gromadzi się w komórkach nowotworowych. Późniejsza ekspozycja na światło o określonej długości fali aktywuje fotouczulacz i prowadzi do powstania reaktywnych form tlenu, które niszczą komórki nowotworowe.

Zaletą PDT jest to, że może być wykonywana w warunkach ambulatoryjnych, jest mniej inwazyjna i osiąga dobre efekty kosmetyczne. Jest szczególnie odpowiednia w przypadku rozległych zmian przedrakowych lub zmian mnogich. Wady obejmują konieczność ścisłego unikania światła po leczeniu i możliwy ból podczas zabiegu.

## 4.5 Immunoterapia - początkowe sukcesy i ograniczenia tradycyjnych podejść

W ostatnich latach immunoterapia zasadniczo zmieniła sposób leczenia raka skóry, zwłaszcza czerniaka złośliwego. Jednak pierwsze podejścia do immunoterapii sięgają daleko wstecz i przez długi czas kończyły się jedynie ograniczonym sukcesem. Tradycyjne procedury immunoterapeutyczne obejmowały **terapię interferonem alfa**, która była stosowana w schematach leczenia adiuwantowego w celu zmniejszenia częstości nawrotów czerniaka. Jednak terapia ta często wiązała się ze znacznymi skutkami ubocznymi i wykazywała jedynie ograniczoną korzyść w zakresie przeżycia.

Innym podejściem było zastosowanie **interleukiny-2**, cytokiny, która promuje aktywację limfocytów T. Chociaż u niektórych pacjentów udokumentowano spektakularne regresje guza, ogólny odsetek odpowiedzi był niski, a terapia wiązała się z istotnymi ogólnoustrojowymi skutkami ubocznymi, takimi jak poważne powikłania sercowo-naczyniowe i płucne.

Ograniczony sukces tych wczesnych podejść immunoterapeutycznych doprowadził do intensywnych wysiłków badawczych, które ostatecznie doprowadziły do opracowania nowoczesnych inhibitorów immunologicznych punktów kontrolnych, które aktywują odpowiedź immunologiczną w ukierunkowany i kontrolowany sposób. Te nowe osiągnięcia zostały szczegółowo omówione w kolejnych rozdziałach, ponieważ wyznaczają one przejście od klasycznych do nowoczesnych podejść terapeutycznych.

## 4.6 Bibliografia - Rozdział 3-4: Procedury diagnostyczne w nowoczesnej diagnostyce raka skóry

Bouwman, W., & Tensen, C. P. (2023). *Postępy w obrazowaniu dermatoskopowym w diagnostyce raka skóry: od praktyki klinicznej do integracji sztucznej inteligencji.* **Journal of the American Academy of Dermatology, 89**(1), 75-84.
https://doi.org/10.1016/j.jaad.2022.09.015

Esteva, A., Kuprel, B., Novoa, R. A., Ko, J., Swetter, S. M., Blau, H. M., & Thrun, S. (2017). *Klasyfikacja raka skóry na poziomie dermatologa za pomocą głębokich sieci neuronowych.* **Nature, 542**(7639), 115-118. https://doi.org/10.1038/nature21056.

Ferris, L. K., Harris, R. J., & Siegel, D. M. (2020). *Konfokalna laserowa mikroskopia skaningowa i optyczna koherentna tomografia:*

*nowe narzędzia diagnostyczne do wykrywania raka skóry.* **Dermatologic Clinics, 38**(1), 49-59. https://doi.org/10.1016/j.det.2019.08.008

Geller, A. C., Swetter, S. M., Brooks, K., Demierre, M. F., & Yaroch, A. L. (2019). *Badania przesiewowe, wczesne wykrywanie oraz trendy w zachorowalności i umieralności na czerniaka: przyszłość profilaktyki raka skóry.* **Journal of Investigative Dermatology, 139**(2), 422-428. https://doi.org/10.1016/j.jid.2018.10.041

Haenssle, H. A., Fink, C., Schneiderbauer, R., Toberer, F., Buhl, T., Blum, A., ... & Reader Study Level-I Group. (2018). *Człowiek przeciwko maszynie: Wydajność diagnostyczna głęboko uczącej się konwolucyjnej sieci neuronowej do dermoskopowego rozpoznawania czerniaka w porównaniu z 58 dermatologami.* **Annals of Oncology, 29**(8), 1836-1842. https://doi.org/10.1093/annonc/mdy166.

Marghoob, A. A., & Halpern, A. C. (2022). *Dermatoskopia do wykrywania raka skóry: dowody kliniczne i perspektywy na przyszłość.* **The Lancet Oncology, 23**(4), e142-e151. https://doi.org/10.1016/S1470-2045(22)00033-7

Bichakjian, C. K., Olencki, T., Aasi, S. Z., Chen, S. C., Clark, R., Gloster, H. M., ... & Storrs, P. (2018). *Wytyczne dotyczące postępowania w przypadku raka podstawnokomórkowego.* **Journal of the American Academy of Dermatology, 78**(3), 540-559. https://doi.org/10.1016/j.jaad.2017.10.006

Dummer, R., Hauschild, A., Lindenblatt, N., Pentheroudakis, G., & Keilholz, U. (2020). *Czerniak skóry: wytyczne ESMO dotyczące praktyki klinicznej w zakresie diagnostyki, leczenia i obserwacji.* **Annals of Oncology, 31**(12), 1435-1448. https://doi.org/10.1016/j.annonc.2020.09.009

Leiter, U., Keim, U., & Garbe, C. (2023). *Ewoluująca rola chirurgii w leczeniu czerniaka: od szerokiego wycięcia do spersonalizowanych strategii chirurgicznych.* **Nature Reviews Clinical Oncology, 20**(3), 133-145. https://doi.org/10.1038/s41571-022-00694-0

Mohan, S. V., Chang, A. L., & Amagai, M. (2019). *Aktualne postępy i wyzwania w terapii fotodynamicznej nowotworów skóry.* **Journal of Dermatological Science, 94**(3), 285-293. https://doi.org/10.1016/j.jdermsci.2019.04.010.

Ribas, A., & Wolchok, J. D. (2021). *Immunoterapia nowotworów z wykorzystaniem blokady punktów kontrolnych: postępy i wyzwania w czerniaku.* **Nature Reviews Cancer, 21**(6), 345-361. https://doi.org/10.1038/s41571-021-00534-0

Telfer, N. R., Colver, G. B., & Morton, C. A. (2020). *Wytyczne dotyczące postępowania w raku podstawnokomórkowym: oparte na dowodach strategie leczenia chirurgicznego i niechirurgicznego.* **British Journal of Dermatology, 182**(3), 617-628. https://doi.org/10.1111/bjd.18910

# Rozdział 5: Nowe metody leczenia farmakologicznego

## 5.1 Inhibitory immunologicznego punktu kontrolnego

Rozwój inhibitorów immunologicznych punktów kontrolnych zrewolucjonizował leczenie czerniaka złośliwego i coraz częściej innych form raka skóry. Te nowe leki wykorzystują zdolność układu odpornościowego do rozpoznawania i niszczenia komórek nowotworowych poprzez specyficzne blokowanie sygnałów hamujących w odpowiedzi immunologicznej. Komórki nowotworowe są w stanie dezaktywować komórki odpornościowe poprzez tak zwane cząsteczki punktów kontrolnych, takie jak **PD-1 (Programmed Death-1)** i **CTLA-4 (Cytotoxic T-Lymphocyte-Associated Protein 4)**. Blokując te immunologiczne punkty kontrolne, reaktywowana zostaje reakcja obronna organizmu przeciwko komórkom nowotworowym.

### 5.1.1 Inhibitory PD-1 i PD-L1

PD-1 jest receptorem hamującym na powierzchni limfocytów T, który po aktywacji hamuje cytotoksyczne działanie tych komórek odpornościowych na komórki nowotworowe. Wiele komórek nowotworowych wykazuje ekspresję ligandu **PD-L1**, który wiąże się z receptorem PD-1 i w ten sposób szczególnie osłabia odpowiedź immunologiczną. Inhibitory PD-1 i PD-L1 zapobiegają temu wiązaniu i reaktywują obronę immunologiczną.

Do najważniejszych inhibitorów PD-1 należą **niwolumab** i **pembrolizumab**, natomiast **atezolizumab**, **awelumab** i **durwalumab** zostały zatwierdzone jako inhibitory PD-L1. Badania takie jak **KEYNOTE-006** i **CheckMate-067** w imponujący sposób wykazały, że stosowanie tych substancji znacząco poprawia całkowite przeżycie u pacjentów z czerniakiem złośliwym z przerzutami.

Terapia ta jest obecnie stosowana nie tylko w przypadku czerniaka, ale także innych rodzajów raka skóry, takich jak rak z komórek Merkla lub rak kolczystokomórkowy skóry. Jest często stosowana w zaawansowanych lub przerzutowych stadiach, ale wykazuje również obiecujące wyniki w leczeniu uzupełniającym.

### 5.1.2 Inhibitory CTLA-4

CTLA-4 to kolejny immunologiczny punkt kontrolny, który hamuje aktywację limfocytów T na wczesnym etapie odpowiedzi immunologicznej. Przeciwciało monoklonalne **ipilimumab** było pierwszym zatwierdzonym inhibitorem CTLA-4 i stanowiło kamień milowy w immunoonkologii.

Blokowanie CTLA-4 promuje aktywację i proliferację limfocytów T w węzłach chłonnych, co skutkuje zwiększoną odpowiedzią immunologiczną przeciwko komórkom nowotworowym. Terapia skojarzona inhibitorami CTLA-4 i PD-1 okazała się szczególnie skuteczna w kilku badaniach klinicznych, choć wiąże się ze zwiększonym ryzykiem wystąpienia działań niepożądanych o podłożu immunologicznym.

Kombinacje takie jak **ipilimumab plus niwolumab** są obecnie uważane za standardową terapię dla niektórych pacjentów wysokiego ryzyka z czerniakiem z przerzutami.

## 5.2 Terapie celowane

Terapie celowane jeszcze bardziej zindywidualizowały leczenie raka skóry. Leki te są ukierunkowane na zmiany molekularne w komórkach nowotworowych, które są odpowiedzialne za wzrost guza. Te spersonalizowane terapie opierają się na wykrywaniu określonych mutacji w tkance nowotworowej.

### 5.2.1 Inhibitory BRAF i MEK

Odkrycie **mutacji BRAF**, w szczególności **mutacji V600E**, w około 50% czerniaków złośliwych umożliwiło opracowanie ukierunkowanych inhibitorów. Mutacje te prowadzą do konstytutywnej aktywacji szlaku sygnałowego MAPK, który promuje wzrost i proliferację komórek.

Pierwszymi zatwierdzonymi inhibitorami BRAF były **wemurafenib** i **dabrafenib**, które szybko odniosły znaczący sukces kliniczny. Okazało się jednak, że monoterapia często prowadziła do szybkiego rozwoju oporności. Połączenie z **inhibitorami MEK**, takimi jak **trametynib** lub **kobimetynib**, które blokują kolejny etap tego samego szlaku sygnałowego, znacznie poprawiło ten problem.

Terapia skojarzona nie tylko prowadzi do wyższych wskaźników odpowiedzi, ale także do wydłużenia przeżycia wolnego od progresji i przeżycia całkowitego. Jest ona obecnie stosowana jako standardowa terapia czerniaka z mutacją BRAF.

### 5.2.2 Inhibitory KIT i NRAS

Oprócz mutacji BRAF, mutacje w **genie c-KIT** i **genie NRAS** również odgrywają ważną rolę w biologii nowotworów niektórych podtypów czerniaka. Mutacje c-KIT często występują w czerniakach błon śluzowych, akrolentiginicznych i przewlekle uszkodzonych przez światło.

Hamowanie kinazy tyrozynowej c-KIT przez substancje takie jak **imatynib** lub **nilotynib** doprowadziło do imponujących sukcesów terapeutycznych u pacjentów z tymi mutacjami, mimo że terapie te nie stały się jeszcze stałą częścią standardowej terapii i są zwykle oferowane tylko w ramach badań klinicznych.

Mutacje NRAS stanowią szczególne wyzwanie, ponieważ obecnie nie ma zatwierdzonych specyficznych inhibitorów. Trwają jednak intensywne prace badawcze nad opracowaniem bezpośrednich inhibitorów NRAS lub blokowaniem dalszych szlaków sygnałowych.

## 5.3 Terapie oparte na neoantygenach

Spersonalizowana immunoterapia nowotworów przyniosła kolejne innowacyjne podejście wraz z rozwojem **terapii** opartych na neoantygenach. Neoantygeny to antygeny specyficzne dla nowotworu, które powstają w wyniku mutacji w tkance nowotworowej i są rozpoznawane przez układ odpornościowy jako obce.

Identyfikując poszczególne neoantygeny w guzie pacjenta, można opracować dostosowane szczepionki lub terapie komórkami T, które są ukierunkowane konkretnie na te antygeny. Te wysoce zindywidualizowane terapie są obecnie nadal głównie na etapie badań klinicznych, ale wykazują obiecujące wyniki, szczególnie u pacjentów, którzy nie reagują już na konwencjonalne immunoterapie.

Technologie takie jak **sekwencjonowanie następnej generacji** i algorytmy bioinformatyczne umożliwiają identyfikację potencjalnych neoantygenów z próbek nowotworów i opracowanie na ich podstawie spersonalizowanych szczepionek. Wstępne badania pokazują, że takie spersonalizowane szczepionki mogą znacznie wzmocnić odpowiedź immunologiczną i prowadzić do długotrwałej kontroli nowotworu.

### 5.4 Terapeutyki oparte na mRNA

Sukces technologii mRNA w dziedzinie szczepionek przeciwko COVID-19 otworzył nowe perspektywy dla terapii przeciwnowotworowej. Terapeutyki oparte na mRNA umożliwiają ukierunkowaną indukcję odpowiedzi immunologicznej przeciwko określonym antygenom nowotworowym.

W dziedzinie raka skóry opracowywane są obecnie szczepionki mRNA, które stymulują organizm do produkcji własnych przeciwciał i cytotoksycznych limfocytów T przeciwko określonym antygenom nowotworowym. Kluczową zaletą technologii mRNA jest szybka i elastyczna produkcja spersonalizowanych szczepionek, które są precyzyjnie dostosowane do cech genetycznych guza.

BioNTech i inne międzynarodowe instytuty badawcze intensywnie pracują nad rozwojem klinicznym takich szczepionek przeciwko czerniakowi złośliwemu. Wstępne badania fazy I i II pokazują, że szczepionki mRNA mogą wywoływać silną odpowiedź immunologiczną i mają korzystny profil bezpieczeństwa. Obecnie prowadzonych jest kilka randomizowanych, kontrolowanych badań mających na celu ustalenie zastosowania tych szczepionek w terapii adiuwantowej i terapii przerzutów.

## 5.5 Podejścia do terapii epigenetycznej

Zmiany epigenetyczne odgrywają coraz większą rolę w rozwoju i progresji raka skóry. W przeciwieństwie do mutacji genetycznych, zmiany epigenetyczne obejmują odwracalną modyfikację ekspresji genów bez zmiany sekwencji DNA. Obejmują **one metylację DNA, modyfikacje histonów** i regulację przez **niekodujące RNA**.

Na procesy te terapeutycznie wpływają tak zwane **modulatory epigenetyczne**. Należą do nich **inhibitory deacetylazy histonów (inhibitory HDAC)**, takie jak **worinostat** i **romidepsyna**, które zostały już zatwierdzone do stosowania w niektórych nowotworach hematologicznych i są obecnie badane pod kątem guzów litych, w tym raka skóry.

Ogromną zaletą terapii epigenetycznych jest ich zdolność do zwiększania wrażliwości komórek nowotworowych na inne terapie. W połączeniu z inhibitorami immunologicznych punktów kontrolnych lub chemioterapeutykami można znacznie poprawić odpowiedź guza. Odwracalne właściwości zmian epigenetycznych sprawiają również, że są one obiecującym celem dla innowacyjnych strategii terapeutycznych, również w odniesieniu do przezwyciężania oporności na terapię.

## 5.6 Bibliografia - Rozdział 5: Nowe podejścia do farmakoterapii

Atkins, M. B., & Larkin, J. (2021). *Strategie skojarzonej immunoterapii w czerniaku z przerzutami: aktualny stan i przyszłe kierunki.* Journal of Clinical Oncology, 39(6), 599-610. https://doi.org/10.1200/JCO.20.01977

Blankenstein, T., Coulie, P. G., Gilboa, E., & Jaffee, E. M. (2019). *Immunoterapia nowotworów: perspektywa historyczna i perspektywy na przyszłość.* Nature Immunology, 20(3), 305-310. https://doi.org/10.1038/s41590-019-0344-y

Hodi, F. S., Chesney, J., Pavlick, A. C., Robert, C., Grossmann, K., McDermott, D. F., ... & Wolchok, J. D. (2021). *Długoterminowe przeżycie pacjentów z zaawansowanym czerniakiem leczonych terapią skojarzoną niwolumabem i ipilimumabem: analiza zbiorcza.* The Lancet Oncology, 22(10), 1443-1453. https://doi.org/10.1016/S1470-2045(21)00344-8

Ott, P. A., Hu, Z., Keskin, D. B., Shukla, S. A., Sun, J., Bozym, D. J., ... & Wu, C. J. (2019). *Immunogenna osobista szczepionka neoantygenowa dla pacjentów z czerniakiem*. **Nature, 547**(7662), 217-221. https://doi.org/10.1038/nature22991

Ribas, A., & Wolchok, J. D. (2021). *Immunoterapia nowotworów z blokadą punktów kontrolnych: postępy, wyzwania i przyszłe kierunki*. **Nature Reviews Cancer, 21**(5), 313-332. https://doi.org/10.1038/s41571-021-00495-4

Robert, C., Schachter, J., Long, G. V., Arance, A., Grob, J. J., Mortier, L., ... & Larkin, J. (2019). *Pembrolizumab w porównaniu z ipilimumabem w zaawansowanym czerniaku: Ostateczne wyniki przeżycia całkowitego wieloośrodkowego randomizowanego kontrolowanego badania fazy 3 (KEYNOTE-006)*. **The New England Journal of Medicine, 372**(26), 2521-2532. https://doi.org/10.1056/NEJMoa1503093

Sahin, U., Oehm, P., Derhovanessian, E., Jabulowsky, R. A., Vormehr, M., Gold, M., ... & Türeci, Ö. (2023). *Zindywidualizowane terapeutyczne szczepionki przeciwnowotworowe oparte na mRNA: najnowsze postępy i potencjał kliniczny*. **Nature Reviews Drug Discovery, 22**(3), 195-213. https://doi.org/10.1038/s41573-022-00524-1

Spagnolo, F., Boutros, A., Queirolo, P., & McArthur, G. (2020). *Ukierunkowane terapie zaawansowanego czerniaka: mechanizmy oporności i strategie ich przezwyciężania*. **Cancers, 12**(9), 2360. https://doi.org/10.3390/cancers12092360

Topalian, S. L., Taube, J. M., Anders, R. A., & Pardoll, D. M. (2020). *Biomarkery oparte na mechanizmach do kierowania blokadą immunologicznych punktów kontrolnych w terapii nowotworów*.

Nature Reviews Cancer, 20(5), 275-290.
https://doi.org/10.1038/s41571-020-0322-0

Zhang, J., Dominguez, D., Chen, S., Fan, J., Qin, L., Zhao, Y., & Zhang, B. (2022). *Epigenetyczna modulacja mikrośrodowiska immunologicznego w raku: implikacje terapeutyczne dla oporności na immunoterapię*. **Nature Immunology, 23**(5), 660-670.
https://doi.org/10.1038/s41590-022-01148-y

# Rozdział 6: Postępy w immunoterapii

## 6.1 Podstawy immunologii nowotworów

**Immunologia nowotworów** to interdyscyplinarna dziedzina badań, która zajmuje się złożonymi interakcjami między ludzkim układem odpornościowym a złośliwymi komórkami nowotworowymi. Interakcje te mają kluczowe znaczenie zarówno dla rozwoju i progresji raka, jak i dla rozwoju i stosowania innowacyjnych podejść terapeutycznych. Układ odpornościowy może odgrywać tutaj **podwójną rolę**: Z jednej strony działa ochronnie, rozpoznając i eliminując nieprawidłowe komórki (funkcja chroniąca przed nowotworami), z drugiej strony - w pewnych warunkach - może promować wzrost guza (funkcja promująca nowotwory). To ambiwalentne zachowanie zostało opisane w kontekście tak zwanej **hipotezy immunoedytowania**, nowoczesnej koncepcji, która dzieli dynamiczne fazy interakcji między nowotworem a układem odpornościowym na trzy kolejne etapy: **Eliminację, Równowagę i Ucieczkę.**

### 6.6.1. Faza eliminacji

W tej pierwszej fazie układ odpornościowy jest w stanie rozpoznać zdegenerowane i potencjalnie złośliwe komórki na wczesnym etapie i skutecznie je zniszczyć, zanim będą one wykrywalne klinicznie. Proces ten znany jest również jako "immunologiczny nadzór nad nowotworem". Głównymi komórkami zaangażowanymi w ten proces są cytotoksyczne limfocyty T (limfocyty T CD8+), naturalne komórki zabójcze (komórki NK), komórki dendrytyczne oraz różne cytokiny i interferony, które koordynują przeciwnowotworową odpowiedź immunologiczną. Celem tej fazy jest całkowita eliminacja komórek nowotworowych, aby zapobiec rozwojowi jawnego guza.

### 6.1.2. Faza równowagi

Jeśli układ odpornościowy nie zdoła całkowicie wyeliminować wszystkich komórek nowotworowych, proces wchodzi w tak zwaną fazę równowagi. W tej fazie istnieje dynamiczna równowaga między układem odpornościowym a pozostałymi komórkami nowotworowymi. Chociaż odpowiedź immunologiczna utrzymuje wzrost guza w ryzach i zapobiega niekontrolowanej proliferacji, całkowite zniszczenie komórek nowotworowych nie jest możliwe. Faza ta może trwać latami, a nawet dekadami, a komórki nowotworowe pozostają w stanie utajenia i pozostają klinicznie niepozorne. W tym czasie w komórkach nowotworowych mogą jednak wystąpić mutacje, które dodatkowo zwiększają ich zdolność do ucieczki przed układem odpornościowym.

### 6.1.3. Faza ucieczki

W końcowej fazie komórki nowotworowe całkowicie wymykają się spod kontroli układu odpornościowego. Dzieje się to poprzez różne **mechanizmy ucieczki immunologicznej**, które tłumią lub omijają skuteczną odpowiedź immunologiczną. Do najważniejszych mechanizmów należą

- **Obniżenie poziomu antygenów** związanych z nowotworem, w wyniku czego komórki nowotworowe są gorzej rozpoznawane przez układ odpornościowy.

- **Wydzielanie cytokin immunosupresyjnych**, takich jak TGF-β i IL-10, które hamują aktywność komórek odpornościowych.

- **Ekspresja cząsteczek immunologicznego punktu kontrolnego**, takich jak PD-L1 (ligand programowanej śmierci 1), który hamuje aktywność limfocytów T poprzez wiązanie się z receptorem PD-1 na ich powierzchni. Blokuje to działanie cytotoksycznych limfocytów T, umożliwiając komórkom nowotworowym niezakłócony wzrost.

Centralnym elementem przeciwnowotworowej obrony immunologicznej jest aktywacja **cytotoksycznych limfocytów T (limfocytów T CD8+)**. Te wyspecjalizowane komórki odpornościowe są w stanie specyficznie rozpoznawać i niszczyć komórki nowotworowe. Decydującą rolę w tym procesie odgrywają **antygeny nowotworowe**, które mogą być specyficzne lub związane z nowotworem. Antygeny te są prezentowane limfocytom T za pośrednictwem **głównego kompleksu zgodności tkankowej (MHC)** na powierzchni komórek prezentujących antygen (APC), w szczególności komórek dendrytycznych.

Oprócz limfocytów T, duże znaczenie mają również **komórki NK (natural killer cells)**. W przeciwieństwie do limfocytów T, komórki NK rozpoznają nieprawidłowe komórki niezależnie od prezentacji MHC i mogą bezpośrednio zabijać komórki nowotworowe. W proces ten zaangażowane są również **makrofagi**, które eliminują nieprawidłowe komórki poprzez fagocytozę i wpływają na środowisko guza poprzez produkcję mediatorów promujących lub hamujących stan zapalny.

## 6.2 Terapia komórkami CAR-T w leczeniu raka skóry

Terapia komórkowa CAR-T (Chimeric Antigen Receptor T-Cell Therapy) stała się w ostatnich latach jednym z najbardziej innowacyjnych i obiecujących podejść w **spersonalizowanej immunoterapii nowotworów**. Ta forma terapii komórkowej opiera się na genetycznej modyfikacji własnych limfocytów T organizmu, umożliwiając im rozpoznawanie i eliminowanie komórek nowotworowych w ukierunkowany i wysoce specyficzny sposób. Terapia komórkowa CAR-T osiągnęła już znaczny sukces kliniczny, szczególnie w przypadku **hematologicznych nowotworów złośliwych**, takich jak **ostra białaczka limfoblastyczna (ALL), chłoniak rozlany z dużych komórek B (DLBCL)** i inne chłoniaki z komórek B. Zatwierdzenie kilku produktów CAR-T przez międzynarodowe organy ds. leków (takie jak FDA i EMA) podkreśla znaczenie kliniczne tego podejścia.

W ostatnich latach terapia komórkami CAR-T coraz częściej znajduje się w centrum uwagi w leczeniu **guzów litych**, w tym różnych form **raka skóry**, w szczególności **czerniaka złośliwego**, jednego z najbardziej agresywnych i opornych na leczenie typów raka skóry.

## 6.2.1 Jak działa terapia komórkami CAR-T

W terapii komórkami T CAR, komórki T są najpierw usuwane z krwi obwodowej pacjenta w złożonej procedurze. **Komórki te są następnie modyfikowane genetycznie** w laboratorium, zwykle przy użyciu wektorów wirusowych (np. wektorów lentiwirusowych lub retrowirusowych), w celu przeniesienia sztucznie skonstruowanego genu do komórek T. Gen ten koduje chimeryczny receptor antygenowy (CAR). Gen ten koduje **chimeryczny receptor antygenowy (CAR)**, który składa się z kilku funkcjonalnych składników:

- **Zewnątrzkomórkowa domena wiążąca antygen**, często oparta na jednołańcuchowym fragmencie przeciwciała (scFv), który wiąże się specyficznie z antygenem nowotworowym.

- **Region transbłonowy**, który stabilnie zakotwicza receptor w błonie komórkowej.

- **Wewnątrzkomórkowe domeny sygnalizacyjne**, które prowadzą do aktywacji limfocytów T, często połączone z CD3ζ i sygnałami ko-stymulującymi, takimi jak CD28 lub 4-1BB (druga lub trzecia generacja CAR).

Ten sztuczny receptor umożliwia komórkom CAR-T rozpoznawanie i bezpośrednie niszczenie komórek nowotworowych **niezależnie od prezentacji MHC** - jest to decydująca zaleta, ponieważ wiele nowotworów specyficznie obniża ekspresję MHC w celu uniknięcia rozpoznania immunologicznego.

## 6.2.2 Terapia komórkami CAR-T w leczeniu raka skóry

Zastosowanie terapii komórkami CAR-T w leczeniu raka skóry, w szczególności czerniaka złośliwego, jest obecnie nadal w dużej mierze na **etapie badań klinicznych**. Kluczowym celem badawczym **jest identyfikacja odpowiednich antygenów nowotworowych**, które wykazują zarówno wysoką ekspresję specyficzną dla nowotworu, jak i niską ekspresję w zdrowej tkance, aby zminimalizować **efekty poza celem** i związane z nimi skutki uboczne.

Obecnie badane antygeny docelowe obejmują

- **MART-1 (Melanoma Antigen Recognised by T-cells 1)**: Antygen różnicujący często ulegający ekspresji w czerniaku złośliwym.

- **gp100**: Kolejny antygen różnicujący związany z czerniakiem o potencjalnym znaczeniu dla immunoterapii.

- **NY-ESO-1**: Tak zwany antygen jądra nowotworowego, który zwykle ulega ekspresji w komórkach zarodkowych i różnych nowotworach, w tym czerniakach.

Chociaż antygeny te są interesującymi strukturami docelowymi, wyzwaniem jest to, że niektóre z nich są również wyrażane w niskich stężeniach w normalnej tkance, co niesie ze sobą ryzyko poważnych skutków ubocznych.

## 6.2.3 Wyzwania i ograniczenia

Pomimo ogromnego potencjału, nadal istnieje wiele istotnych wyzwań do pokonania w stosowaniu terapii komórkami CAR-T w dziedzinie guzów litych, a w szczególności raka skóry. Jednym z głównych problemów jest niejednorodna ekspresja antygenów. Komórki nowotworowe w obrębie jednego guza lub pomiędzy różnymi przerzutami mogą mieć różne profile antygenowe. Ta heterogeniczność wewnątrz- i międzynowotworowa utrudnia ukierunkowane wykrywanie i całkowitą eliminację wszystkich komórek nowotworowych, ponieważ komórki CAR-T są zwykle ukierunkowane na określony antygen.

Innym kluczowym czynnikiem ograniczającym jest immunosupresyjne mikrośrodowisko guza (TME). W guzach litych charakteryzuje się ono obecnością licznych czynników immunosupresyjnych, takich jak TGF-$\beta$ i IL-10, a także komórek immunosupresyjnych, w tym regulatorowych limfocytów T (Treg) i mieloidalnych komórek supresorowych. Ponadto bariery fizyczne, takie jak gęsta macierz zewnątrzkomórkowa i słabe unaczynienie, utrudniają infiltrację komórek CAR T do tkanki nowotworowej, co dodatkowo ogranicza ich skuteczność.

Oprócz tych biologicznych wyzwań, czasami poważne skutki uboczne i toksyczność również stanowią znaczną przeszkodę. Zespół uwalniania cytokin (CRS) jest jednym z najpoważniejszych ostrych powikłań terapii komórkami CAR-T. Charakteryzuje się on masywnym uwalnianiem cytokin prozapalnych, co może prowadzić do gorączki, niewydolności krążenia, a w najgorszym przypadku do niewydolności wielonarządowej.

Często występują również powikłania neurotoksyczne, które podsumowano terminem ICANS (Immune Effector Cell-Associated Neurotoxicity Syndrome). Mogą one powodować poważne objawy neurologiczne, a w skrajnych przypadkach prowadzić nawet do śpiączki.

Innym poważnym wyzwaniem jest występowanie mechanizmów ucieczki guza, szczególnie w postaci tak zwanych wariantów utraty antygenu. Komórki nowotworowe są w stanie specyficznie utracić docelowy antygen istotny dla rozpoznawania komórek CAR-T lub znacznie zmniejszyć jego ekspresję. Poprzez tę utratę antygenu, komórki nowotworowe unikają nadzoru immunologicznego, a tym samym unikają celowanego zniszczenia przez komórki CAR-T, co znacznie osłabia długoterminową skuteczność terapii.

### 6.2.4 Sytuacja badania

Badania nad terapią komórkową CAR-T w leczeniu raka skóry i innych guzów litych są prowadzone przez wiele różnych podmiotów, z których każdy wnosi do badań określone zainteresowania i zasoby. Można je podzielić na cztery główne grupy:

*1. akademickie i uniwersyteckie ośrodki badawcze*

Uniwersytety i medyczne instytuty badawcze odgrywają wiodącą rolę w badaniach podstawowych i wczesnych badaniach klinicznych (faza I/II). Instytucje te często jako pierwsze identyfikują nowe antygeny docelowe i testują innowacyjne projekty CAR w modelach przedklinicznych.

Przykłady:

- **National Cancer Institute (NCI, USA)**: Wiodący w rozwoju immunoterapii opartych na komórkach T i prowadzący wiele pierwszych badań na ludziach.

- **Memorial Sloan Kettering Cancer Center (USA)**: posiada własną platformę rozwoju CAR-T i prowadzi intensywne badania nad guzami litymi.

- **Szpital Uniwersytecki w Heidelbergu (Niemcy)**: Zaangażowany w badania nad genetyczną modyfikacją limfocytów T i immunoterapiami guzów litych, w tym raka skóry.

- **Charité Universitätsmedizin Berlin**: Prowadzi badania kliniczne nad innowacyjnymi podejściami immunoterapeutycznymi, w tym połączeniem komórek CAR-T i inhibitorów punktów kontrolnych.

*2. firmy farmaceutyczne i biotechnologiczne*

Duże firmy farmaceutyczne i wyspecjalizowane firmy biotechnologiczne napędzają rozwój kliniczny i komercjalizację. Dysponują one zasobami finansowymi umożliwiającymi prowadzenie wieloośrodkowych badań na dużą skalę oraz złożoną produkcję produktów z komórek CAR-T zgodnie z wysokimi wymogami regulacyjnymi (standardy GMP).

Przykłady:

- **Novartis**: Pionier w dziedzinie terapii komórkami CAR-T z pierwszym zatwierdzonym produktem **Kymriah®**, prowadzi również badania nad rozszerzeniem wskazań na guzy lite.

- **Gilead Sciences (za pośrednictwem Kite Pharma)**: Prowadzi zakrojone na szeroką skalę badania nad komórkami CAR-T, w tym w dziedzinie guzów litych.

- **Adaptimmune**: Koncentruje się na receptorach komórek T i podejściach CAR-T w guzach litych, w szczególności przy użyciu komórek T specyficznych dla NY-ESO-1.

- **Poseida Therapeutics**: Opracowuje komórki CAR-T nowej generacji zaprojektowane z myślą o lepszej trwałości i zmniejszonej toksyczności w guzach litych.

*3. międzynarodowa współpraca i sieci badawcze*

Wiele badań prowadzonych jest we współpracy między ośrodkami akademickimi, firmami i instytucjami rządowymi. Sieci te łączą wiedzę, fundusze i zasoby technologiczne w celu przyspieszenia przełożenia badań przedklinicznych na zastosowania kliniczne.

Przykłady:

- **Parker Institute for Cancer Immunotherapy (USA)**: Stowarzyszenie wiodących ośrodków badań nad rakiem, które w szczególności promuje rozwój i testy kliniczne metod immunoterapeutycznych.

- **Cancer Research UK**: wspiera ukierunkowane badania kliniczne nad immunoterapią w Europie, w tym w dziedzinie terapii komórkami CAR-T w leczeniu guzów litych.

- **Europejska Organizacja Badań i Leczenia Raka (EORTC)**: Koordynuje międzynarodowe badania nad immunoterapią nowotworów.

*4. państwowe organizacje finansujące i organy regulacyjne*

Instytucje rządowe, takie **jak amerykańskie Narodowe Instytuty Zdrowia (NIH), Niemiecka Pomoc na Rzecz Walki z Rakiem** i **Europejska Rada ds. Badań Naukowych (ERC)** specjalnie finansują innowacyjne badania nad terapią komórkową CAR-T. Zapewniają one finansowanie badań przedklinicznych, wczesnych badań klinicznych i infrastruktury dla złożonych ośrodków terapii komórkowej.

Ponadto **organy regulacyjne**, takie jak **FDA (USA) i EMA (UE)**, odgrywają ważną rolę w zatwierdzaniu protokołów badań, monitorowaniu bezpieczeństwa pacjentów i dopuszczaniu nowych terapii komórkami CAR-T.

Rozwój terapii komórkami CAR-T w leczeniu raka skóry jest interdyscyplinarnym i międzynarodowym przedsięwzięciem, które jest możliwe tylko dzięki ścisłej współpracy między instytucjami akademickimi, przemysłem, międzynarodowymi sieciami badawczymi i sponsorami rządowymi. Podczas gdy ośrodki akademickie zazwyczaj prowadzą badania podstawowe i wczesne badania potwierdzające słuszność koncepcji, firmy farmaceutyczne i biotechnologiczne prowadzą badania na dużą skalę, mające znaczenie dla zatwierdzenia. Międzynarodowe konsorcja zapewniają efektywną wymianę wiedzy i szybszy postęp kliniczny.

### 6.2.5 Tabelaryczny przegląd badań klinicznych

*1. Aktualne badania kliniczne nad terapią komórkami CAR-T w raku skóry i guzach litych:*

| Identyfikator / nazwa badania | Antygen(y) docelowy(e) | Jednostka guza | Faza | Instytucja odpowiedzialna / sponsor | Status |
|---|---|---|---|---|---|
| NCT00902044 | MART-1 | Czernia k złośliwy | Faza I | Narodowy Instytut Raka (NCI, USA) | Zakończono (zbadano bezpieczeństwo) |
| NCT02366546 | NY-ESO-1 | Czernia k złośliwy | Faza I/II | Adaptimmune / Memorial Sloan Kettering (USA) | Na bieżąco |
| NCT03638206 | NY-ESO-1 + Anty-PD-1 | Czernia k złośliwy | Faza I/II | Adaptimmune, Centrum Onkologiczne Uniwersytetu | Na bieżąco |

| Identyfikator / nazwa badania | Antygen(y) docelowy(e) | Jednostka guza | Faza | Instytucja odpowiedzialna / sponsor | Status |
|---|---|---|---|---|---|
| NCT03726515 | gp100 | Czernia k złośliwy | Faza I | Centrum Onkologiczne Freda Hutchinsona (USA) | W toku (logiczna aplikacja CAR-T) |
| NCT04588600 | Tyrozynaza + MART-1 | Czernia k złośliwy | Badania przedkliniczne/wczesna faza I | Uniwersytet Tsinghua / Chiny | Rekrutacja |
| NCT04438083 | Wielocelowe CAR (MART-1, gp100, NY-ESO-1) | Czernia k złośliwy | Faza I | Shanghai GeneChem Co, Ltd (Chiny) | Na bieżąco |
| NCT05180420 | Claudin 18.2 | Guzy lite (w tym rak skóry) | Faza I | CARsgen Therapeutics (Chiny) | Na bieżąco |
| NCT04153799 | MAGE-A4 / NY-ESO-1 | Guzy lite | Faza I/II | GSK (GlaxoSmithKline) | Na bieżąco |

## 2. Objaśnienia do tabeli

- **Identyfikator / nazwa badania:** Oficjalny numer rejestracyjny na stronie clinicaltrials.gov lub w rejestrach krajowych.

- **Antygen(y) docelowy(e):** antygeny, przeciwko którym skierowane są komórki CAR-T.

- **Jednostka nowotworowa:** typy nowotworów, na których koncentruje się badanie.

- **Faza:** Etap rozwoju badania (Faza I = bezpieczeństwo; Faza II = skuteczność; Faza III = porównanie ze standardową terapią).

- **Instytucja odpowiedzialna / sponsor:** główny sponsor badania, instytucja akademicka lub firma farmaceutyczna/biotechnologiczna.

- **Status:** Wskazuje, czy badanie jest aktywne, zakończone czy nadal w fazie rekrutacji.

### 6.2.6 Perspektywy i perspektywy na przyszłość

Pomimo tych ograniczeń, terapia komórkami CAR-T jest nadal postrzegana jako obiecująca nadzieja w leczeniu **opornych na leczenie nowotworów skóry**. Trwające badania kliniczne badają różne strategie mające na celu poprawę skuteczności terapii, w tym

- **Wielospecyficzne CAR**, które rozpoznają kilka antygenów jednocześnie w celu przeciwdziałania heterogeniczności antygenów.

- **Opancerzone komórki CAR-T**, które wyrażają dodatkowe geny dla cytokin lub cząsteczek kostymulujących w celu zwiększenia przeżywalności i skuteczności komórek T w mikrośrodowisku guza.

- **Miejscowe lub regionalne podawanie komórek CAR-T** w celu promowania akumulacji w tkance nowotworowej i zmniejszenia ogólnoustrojowych skutków ubocznych.

- Terapie skojarzone **z inhibitorami punktów kontrolnych** lub **wirusami onkolitycznymi** w celu modyfikacji mikrośrodowiska guza i zwiększenia aktywności komórek CAR-T.

Ogólnie rzecz biorąc, pomimo istniejących wyzwań, terapia komórkami CAR-T ma ogromny potencjał, aby zmienić leczenie raka skóry - zwłaszcza zaawansowanych i opornych na terapię form - w perspektywie długoterminowej. Wraz z postępem badań klinicznych i dalszym rozwojem technologii CAR, w przyszłości mogą stać się dostępne skuteczne i bezpieczne opcje leczenia dla pacjentów z czerniakiem złośliwym i innymi rodzajami raka skóry.

## 6.3 Szczepionki przeciwnowotworowe - koncepcje i wyniki kliniczne

**Rozwój szczepionek przeciwnowotworowych** stanowi kolejne innowacyjne i obiecujące podejście w nowoczesnej **immunoterapii nowotworów**. W przeciwieństwie do szczepionek profilaktycznych, które mają na celu ochronę przed chorobami zakaźnymi, szczepionki przeciwnowotworowe służą jako **szczepionki terapeutyczne**, których celem jest mobilizacja układu odpornościowego specjalnie przeciwko istniejącym nowotworom. Mają one na celu wywołanie specyficznej i długotrwałej odpowiedzi immunologicznej przeciwko komórkom nowotworowym, aby zapobiec postępowi choroby, zmniejszyć liczbę nawrotów i poprawić kontrolę nowotworu.

Główny mechanizm działania opiera się na uwrażliwieniu układu odpornościowego na określone **antygeny nowotworowe**, co skutkuje ukierunkowaną aktywacją **cytotoksycznych limfocytów T (CD8+) i pomocniczych limfocytów T (CD4+)**. W rezultacie komórki nowotworowe wykazujące ekspresję tych antygenów są skutecznie rozpoznawane i niszczone przez układ odpornościowy.

### 6.3.1 Kategorie szczepionek przeciwnowotworowych

*Szczepionki oparte na peptydach*

Szczepionki te zawierają syntetycznie wytworzone krótkie peptydy, które reprezentują określone antygeny nowotworowe. Są one podawane pacjentowi w celu wywołania odpowiedzi limfocytów T specyficznej dla antygenu. Szczepionki peptydowe są niedrogie w produkcji i łatwe do standaryzacji. Jednak ich skuteczność jest często ograniczona przez potrzebę odpowiedniej prezentacji MHC i stosunkowo niską immunogenność. Adiuwanty są zatem często stosowane w celu wzmocnienia odpowiedzi immunologicznej.

## Szczepionka z komórek dendrytycznych (szczepionka DC)

Obejmuje to izolację własnych komórek dendrytycznych pacjenta ex vivo, załadowanie ich antygenami nowotworowymi (zwykle peptydami, białkami lub mRNA), a następnie ponowne podanie ich pacjentowi. Komórki dendrytyczne są najbardziej profesjonalnymi komórkami prezentującymi antygeny i odgrywają decydującą rolę w aktywacji komórek T. Ta forma szczepienia może potencjalnie wywołać szczególnie silną komórkową odpowiedź immunologiczną.

## Szczepionki oparte na mRNA i DNA

Te nowoczesne szczepionki opierają się na podawaniu materiału genetycznego (mRNA lub DNA), który zawiera informacje o antygenach związanych z nowotworem. Po wychwyceniu przez komórki organizmu, antygeny te są wytwarzane bezpośrednio w organizmie i prezentowane układowi odpornościowemu. Szczepionki mRNA mają tę zaletę, że można je szybko i indywidualnie dostosować do mutacji genetycznych guza. Są one uważane za szczególnie obiecujące w spersonalizowanej terapii przeciwnowotworowej, ponieważ wzmacniają odpowiedź immunologiczną w ukierunkowany sposób i oferują wysoki stopień elastyczności w wyborze antygenu.

## 6.3.2 Sytuacja w zakresie badań klinicznych nad szczepionkami przeciw nowotworom skóry

Badania nad szczepionkami przeciw czerniakowi złośliwemu i innym rodzajom raka skóry nabrały w ostatnich latach znacznego tempa. W szczególności technologia mRNA, która została z powodzeniem przetestowana podczas pandemii COVID-19, jest obecnie intensywnie wykorzystywana w immunoterapii nowotworów.

### 6.3.3 Ważne bieżące badania i rozwój

| Identyfikator / nazwa badania | Typ szczepionki | Jednostka guza | Faza | Sponsor / Instytucja | Status |
|---|---|---|---|---|---|
| NCT03897881 | mRNA (BNT111) | Czerniak złośliwy | Faza II | BioNTech / Genentech (Roche) | Na bieżąco |
| NCT02410733 | Szczepionka z komórek dendrytycznych | Czerniak złośliwy | Faza II | Duke University (USA) | Zakończono |
| NCT03929029 | Szczepionka peptydowa (IMA901) | Czerniak złośliwy | Faza I/II | Immatics Biotechnologies (Niemcy) | Na bieżąco |

| Identyfikator / nazwa badania | Typ szczepionki | Jednostka guza | Faza | Sponsor / Instytucja | Status |
|---|---|---|---|---|---|
| NCT04526899 | mRNA (BNT122 / RO7198457) | Guzy lite, w tym czerniak | Faza I/II | BioNTech / Genentech (Roche) | Na bieżąco |
| NCT03313778 | Szczepionki spersonalizowane pod kątem mRNA | Czerniak złośliwy | Faza I | BioNTech / Genentech (Roche) | Ukończono (wyniki pozytywne) |

### 6.3.4 Wyniki, które należy podkreślić

- Szczepionka **BNT111** firmy BioNTech jest ukierunkowana na antygeny związane z nowotworem: NY-ESO-1, MAGE-A3, tyrozynazę i TPTE. W trwającym **badaniu fazy II (NCT03897881)** odnotowano już pozytywne wyniki pośrednie, które wskazują na znaczną **aktywację komórek T specyficznych dla nowotworu** i **poprawę wskaźnika przeżycia wolnego od choroby** u pacjentów z zaawansowanym czerniakiem złośliwym.

- W badaniu **NCT03313778 zindywidualizowana szczepionka mRNA (BNT122)** była testowana w oparciu o specyficzne mutacje nowotworów poszczególnych pacjentów. Wstępne wyniki pokazują, że spersonalizowana szczepionka może wywołać silną odpowiedź immunologiczną i znacznie zmniejszyć ryzyko nawrotu choroby.

- Wykazano, że szczepionki z komórek dendrytycznych, badane w badaniu **NCT02410733**, są szczególnie skuteczne w indukowaniu komórkowej odpowiedzi immunologicznej. Jednak ich skuteczność kliniczna pozostaje ograniczona w porównaniu z metodami opartymi na mRNA, w szczególności ze względu na ich złożoną produkcję i wysokie koszty.

### 6.3.5 Perspektywy na przyszłość

Strategie szczepionek przeciwnowotworowych coraz bardziej rozwijają się w kierunku **zindywidualizowanych i spersonalizowanych terapii,** w których profile genetyczne nowotworów są szczegółowo analizowane i produkowane są szczepionki dostosowane do indywidualnych potrzeb. Połączenie szczepionek przeciwnowotworowych z innymi terapiami immunomodulującymi, takimi jak **inhibitory punktów kontrolnych (anty-PD-1/PD-L1)**, jest intensywnie badane w celu osiągnięcia efektów synergicznych i zwiększenia skuteczności.

Szczególnie w dziedzinie czerniaka złośliwego, połączenie **szczepionek opartych na mRNA i blokady punktów kontrolnych** jest uważane za niezwykle obiecujące dla osiągnięcia zarówno silnej odpowiedzi pierwotnej, jak i skutecznego odwrócenia supresji immunologicznej guza.

## 6.4 Wirusy onkolityczne w terapii raka skóry

Wirusy onkolityczne stanowią obiecującą nową klasę środków terapeutycznych w leczeniu raka. Są to genetycznie zmodyfikowane lub naturalnie występujące wirusy, które selektywnie infekują i niszczą komórki nowotworowe, oszczędzając przy tym zdrowe komórki. Selektywność ta jest osiągana poprzez różne mechanizmy, takie jak ukierunkowane wyciszanie genów wirusowych, które są niezbędne do replikacji w zdrowych komórkach lub wprowadzenie promotorów specyficznych dla nowotworu, które umożliwiają replikację wirusa tylko w zdegenerowanych komórkach.

Główne działanie wirusów onkolitycznych jest dwojakie: z jednej strony powodują one bezpośrednią cytolizę zainfekowanych komórek nowotworowych poprzez replikację wirusa i zniszczenie błony komórkowej. Po drugie, uwalniają antygeny związane z nowotworem (TAA) i sygnały zagrożenia (DAMP, PAMP) poprzez lizę, które są rozpoznawane przez układ odpornościowy. Wywołuje to silną przeciwnowotworową odpowiedź immunologiczną, która może również wpływać na niezainfekowane komórki nowotworowe - efekt znany jako "efekt abscopalny".

**Talimogene Laherparepvec (T-VEC)** jest jak dotąd jedynym wirusem onkolitycznym zatwierdzonym do leczenia raka skóry w Europie i USA. Jest to genetycznie zmodyfikowany wirus opryszczki pospolitej typu 1 (HSV-1), w którym geny patogenności wirusa (w tym ICP34.5) zostały usunięte w celu zwiększenia bezpieczeństwa. Ponadto wprowadzono gen ludzkiego czynnika stymulującego kolonie granulocytów i makrofagów (GM-CSF). Ta cytokina wspomaga rekrutację i dojrzewanie komórek prezentujących antygen, w szczególności komórek dendrytycznych, które odgrywają kluczową rolę w aktywacji cytotoksycznych limfocytów T.

T-VEC jest wstrzykiwany bezpośrednio do guza, zwykle u pacjentów z miejscowo zaawansowanym lub nieoperacyjnym czerniakiem złośliwym. Aplikacja śródnowotworowa umożliwia uzyskanie wysokiego stężenia wirusa w miejscu działania przy minimalnej toksyczności ogólnoustrojowej. Badania kliniczne, w szczególności badanie fazy III OPTiM, wykazały, że T-VEC osiągnął znacznie wyższe wskaźniki odpowiedzi w porównaniu z samym GM-CSF, w tym całkowite remisje. Na szczególną uwagę zasługuje fakt, że T-VEC może nie tylko kurczyć wstrzyknięte guzy, ale także zmniejszać przerzuty bez wstrzyknięcia - co wskazuje na aktywowaną ogólnoustrojową odpowiedź immunologiczną.

### 6.4.1 Bieżące badania

Obecnie badania kliniczne w coraz większym stopniu koncentrują się **na połączeniu wirusów onkolitycznych z inhibitorami immunologicznych punktów kontrolnych** (np. przeciwciałami anty-PD-1 lub anty-CTLA-4). Te terapie skojarzone obiecują większą skuteczność, ponieważ antygeny nowotworowe uwalniane przez lizę wirusa działają jak "szczepionka in situ" i promują odpowiedź komórek T. Jednocześnie inhibitory punktów kontrolnych zastępują mechanizmy hamujące układu odpornościowego, które normalnie chronią komórki nowotworowe przed nadzorem immunologicznym. Badania przedkliniczne i wstępne dane kliniczne wskazują na synergistyczne działanie, szczególnie u pacjentów, którzy wcześniej nie reagowali na inhibitory punktów kontrolnych.

Przyszłe podejścia badawcze będą koncentrować się na rozwoju nowych wirusów onkolitycznych o lepszej specyficzności nowotworowej, zwiększonej immunogennej lizie komórek i możliwości integracji dodatkowych genów terapeutycznych (np. dla cytokin, przeciwciał bispecyficznych lub kostymulatorów) z genomem wirusa. Obecnie intensywnie badane jest również zastosowanie w innych nowotworach skóry, takich jak rak z komórek Merkla lub rak płaskonabłonkowy skóry.

### 6.4.2 Przegląd tabelaryczny: Wirusy onkolityczne w terapii raka skóry

| Aspekt | Opis |
|---|---|
| Definicja | Wirusy, które selektywnie infekują i niszczą komórki nowotworowe, oszczędzając zdrowe komórki. |
| Mechanizmy działania | 1. bezpośrednia onkoliza poprzez replikację wirusa2. Uwalnianie antygenów związanych z nowotworem (TAA)3. Indukcja ogólnoustrojowej odpowiedzi immunologicznej4. Uwalnianie immunomodulatorów (np. GM-CSF) |
| Autoryzowany wirus | Talimogene Laherparepvec (T-VEC) - zmodyfikowany HSV-1, kodowany dla GM-CSF |
| Wskazanie | Miejscowo zaawansowany lub nieoperacyjny czerniak złośliwy |
| Zastosowanie | Wstrzyknięcie do guza |

| Aspekt | Opis |
|---|---|
| Efekty immunologiczne | Aktywacja komórek dendrytycznych, limfocytów T CD8⁺ i komórek NK; możliwe efekty abscopalne |
| Terapie łączone | Inhibitory punktów kontrolnych (np. pembrolizumab, ipilimumab) - synergizm poprzez zniesienie hamowania immunologicznego |
| Zalety | Miejscowe zniszczenie guza i ogólnoustrojowa aktywacja immunologiczna; niska toksyczność ogólnoustrojowa |
| Wyzwania | Heterogeniczność guza, odporność przeciwwirusowa, ograniczona penetracja w guzach litych |
| Perspektywy na przyszłość | - Połączenie z terapią celowaną i szczepionkami mRNA - Integracja genów immunomodulujących - Zastosowanie w innych nowotworach skóry (np. rak z komórek Merkla) |

## 6.5 Inhibitory punktów kontrolnych

Inhibitory punktów kontrolnych zasadniczo zmieniły leczenie raka skóry - zwłaszcza czerniaka złośliwego - w ostatnich latach i są obecnie uważane za integralną część systemowego leczenia chorób zaawansowanych lub z przerzutami. Opierają się one na zasadzie blokowania sygnałów hamujących, które chronią układ odpornościowy przed nadmierną aktywnością w warunkach fizjologicznych, ale przyczyniają się do unikania odporności w kontekście nowotworu.

### 6.5.1 Mechanizm działania

W normalnych warunkach tak zwane immunologiczne punkty kontrolne, takie jak **CTLA-4 (Cytotoxic T-Lymphocyte Antigen-4)** i **PD-1 (Programmed Cell Death-1)** lub jego ligand **PD-L1**, zapobiegają atakowaniu przez limfocyty T własnych tkanek organizmu. Wiele nowotworów wykorzystuje te szlaki sygnałowe w celu uniknięcia nadzoru immunologicznego. Inhibitory punktów kontrolnych celują w te receptory hamujące i blokują je za pomocą przeciwciał monoklonalnych. Powoduje to reaktywację limfocytów T i umożliwia im ponowne rozpoznawanie i atakowanie komórek nowotworowych.

- **Inhibitory CTLA-4**, takie jak **ipilimumab**, mają wczesny wpływ na aktywację limfocytów T, szczególnie w narządach limfatycznych.

- **Inhibitory PD-1**, takie jak **niwolumab** lub **pembrolizumab**, atakują na obwodzie, szczególnie w mikrośrodowisku guza, i zapobiegają wyczerpaniu aktywowanych tam limfocytów T.

### 6.5.2 Wskazania

Obecnie inhibitory punktów kontrolnych są stosowane głównie w następujących typach raka skóry:

- **Czerniak złośliwy**: zarówno w stadium przerzutowym, jak i adiuwantowo po całkowitej resekcji guza u pacjentów wysokiego ryzyka (stadium III-IV).

- **Rak z komórek Merkla**: wysoce immunogenny; dobry wskaźnik odpowiedzi na inhibitory PD-1/PD-L1, takie jak awelumab.

- **Rak płaskonabłonkowy skóry (CSCC)**: Zatwierdzone w zaawansowanych lub nieoperacyjnych przypadkach, np. cemiplimab.

- **Inne nowotwory skóry**: W indywidualnych przypadkach lub w ramach badań klinicznych (np. atypowe włókniakomięsaki, mięsak Kaposiego).

### 6.5.3 Skuteczność kliniczna

Liczne badania wykazały skuteczność inhibitorów punktów kontrolnych. W przypadku czerniaka z przerzutami obiektywny odsetek odpowiedzi (ORR) na leczenie inhibitorami PD-1 wynosi około **40%**, przy czym około **15-20%** pacjentów osiąga **długotrwałą remisję**. W połączeniu z inhibitorami CTLA-4 odsetek odpowiedzi wzrasta do **około 55-60%**, choć wiąże się to ze zwiększonym odsetkiem działań niepożądanych związanych z leczeniem.

Istnieją również wyraźne korzyści w sytuacji adiuwantowej: badania takie jak **KEYNOTE-054** (pembrolizumab) lub **CheckMate-238** (niwolumab vs. ipilimumab) wykazują znaczną poprawę przeżycia wolnego od nawrotów (RFS) u pacjentów z wyciętym czerniakiem w stadium III.

W przypadku raka z komórek Merkla **badanie JAVELIN Merkel 200** wykazało **trwałą odpowiedź na** awelumab u około 30% pacjentów, co stanowi znaczący postęp w tej wcześniej trudnej do leczenia jednostce nowotworowej.

### 6.5.4 Skutki uboczne i postępowanie

Chociaż inhibitory punktów kontrolnych są ogólnie lepiej tolerowane niż klasyczna chemioterapia, mogą powodować **działania niepożądane o podłożu immunologicznym (irAEs)**. Obejmują one

- Reakcje dermatologiczne (wysypka, świąd)
- Działania toksyczne na przewód pokarmowy (zapalenie okrężnicy)
- Zaburzenia endokrynologiczne (zapalenie przysadki, zapalenie tarczycy)
- Zapalenie wątroby, zapalenie płuc, zapalenie nerek

Te działania niepożądane są spowodowane niespecyficzną aktywacją układu odpornościowego i muszą być wcześnie rozpoznane i zazwyczaj leczone immunosupresją (np. kortykosteroidami).

### 6.5.5 Perspektywy

Pomimo ich skuteczności, nie wszyscy pacjenci reagują na inhibitory punktów kontrolnych. Przyczyny **pierwotnej lub wtórnej oporności na leczenie** są przedmiotem intensywnych badań. Istotne czynniki obejmują

- Niskie obciążenie mutacjami nowotworowymi
- Immunosupresyjne mikrośrodowisko guza
- Utrata cząsteczek MHC-I lub prezentacji antygenu

Aby przezwyciężyć tę oporność, inhibitory punktów kontrolnych są coraz częściej łączone z innymi terapiami - np. terapią celowaną, wirusami onkolitycznymi, radioterapią lub szczepionkami przeciwnowotworowymi. Biomarkery takie jak ekspresja PD-L1, obciążenie mutacjami nowotworowymi lub krążące komórki odpornościowe są badane w celu lepszego przewidywania odpowiedzi.

Inhibitory punktów kontrolnych stały się rewolucyjną opcją leczenia w terapii raka skóry. Oferują one możliwość długoterminowej kontroli nowotworu, a nawet wyleczenia zaawansowanych czerniaków złośliwych i innych nowotworów skóry. Swój pełny potencjał rozwijają szczególnie w kontekście terapii skojarzonych. Wyzwaniem w nadchodzących latach będzie dalsza indywidualizacja tych terapii, poprawa ich tolerancji i rozszerzenie dostępu do innowacyjnych składników aktywnych.

## 6.6 Adopcyjny transfer komórek T

Adopcyjny transfer limfocytów T (ACT) jest jedną z najbardziej obiecujących i jednocześnie najbardziej złożonych procedur w nowoczesnej immunoterapii nowotworów. Sercem tej strategii jest terapeutyczne wykorzystanie własnych limfocytów T organizmu, które są specjalnie skierowane przeciwko komórkom nowotworowym. W przeciwieństwie do immunoterapeutyków podawanych ogólnoustrojowo, takich jak inhibitory punktów kontrolnych, ACT opiera się na ekspansji ex vivo i reinfuzji limfocytów T reagujących na nowotwór. Celem jest wygenerowanie ukierunkowanej i wzmocnionej odpowiedzi immunologicznej przeciwko komórkom nowotworowym - z potencjałem długotrwałej kontroli guza lub nawet całkowitej remisji.

### 6.5.1 Podstawy i zasada działania

W praktyce klinicznej adoptywny transfer limfocytów T okazał się jak dotąd szczególnie skuteczny w czerniaku złośliwym. Ten jest idealnym celem dla terapii immunologicznych ze względu na jego wysoką immunogenność. Proces ten zwykle rozpoczyna się od pobrania komórek T z samej tkanki nowotworowej lub z krwi obwodowej pacjenta. W przypadku tak zwanych limfocytów naciekających guz (TIL), komórki odpornościowe są izolowane z wyciętego ogniska czerniaka, a następnie namnażane w dużych ilościach w laboratorium za pomocą interleukiny-2 (IL-2). Te limfocyty T są już wstępnie aktywowane i wykazują naturalne rozpoznawanie antygenów nowotworowych. Po udanej ekspansji są one podawane pacjentowi dożylnie - często po tak zwanym wstępnym leczeniu limfodeplecyjnym środkami chemioterapeutycznymi, takimi jak cyklofosfamid i fludarabina, w celu stworzenia miejsca dla nowo wprowadzonych komórek odpornościowych i zmaksymalizowania ich skuteczności.

## 6.5.2 Sytuacja badania

Skuteczność tej strategii została wykazana w imponujący sposób, w szczególności w badaniach przeprowadzonych przez amerykański Narodowy Instytut Raka (NCI) pod kierownictwem Stevena Rosenberga. W badaniach klinicznych z udziałem intensywnie leczonych pacjentów z czerniakiem z przerzutami, obiektywne wskaźniki odpowiedzi wyniosły ponad 50%, a długotrwałe całkowite remisje opisano w około 20% przypadków. Warto zauważyć, że wyniki te często osiągano również u pacjentów, którzy wcześniej nie reagowali na inhibitory punktów kontrolnych lub terapie celowane. Adopcyjny transfer komórek T stanowi zatem cenną opcję w przypadku kursów opornych na leczenie.

Rozwój standaryzowanych produktów komórkowych stanowi znaczący postęp w przełożeniu tej terapii na szerokie zastosowanie kliniczne. Na przykład **Lifileucel**, standaryzowany preparat TIL, jest obecnie produktem ACT w późnej fazie badań klinicznych. W międzynarodowym badaniu fazy III TILVANCE-301, Lifileucel jest testowany przeciwko pembrolizumabowi w nieresekcyjnym lub przerzutowym czerniaku. Wstępne wyniki wskazują na klinicznie istotną poprawę przeżycia wolnego od progresji. Jeśli wyniki badania okażą się pozytywne, Lifileucel będzie pierwszą komercyjnie dostępną terapią TIL dla guzów litych.

## 6.5.3 Perspektywy

Oprócz klasycznej terapii TIL, opracowywane są również genetycznie zmodyfikowane formy adoptywnego transferu limfocytów T. Polegają one na wyposażeniu komórek T w sztucznie wprowadzone receptory komórek T (TCR), które reagują na określone antygeny nowotworowe, takie jak NY-ESO-1 lub MAGE-A. Jeszcze bardziej eksperymentalnym wariantem jest zastosowanie komórek CAR-T (Chimeric Antigen Receptor T Cells), w których wiązanie antygenu zachodzi niezależnie od MHC. Podczas gdy komórki CAR-T są już częścią standardowej terapii nowotworów hematologicznych, takich jak chłoniak z komórek B, ich zastosowanie w guzach litych, takich jak czerniak, jest wciąż w powijakach i jest obecnie testowane w badaniach przedklinicznych.

### 6.5.4 Przyszłość

Pomimo swojego potencjału, terapia ACT wiąże się ze znacznymi wyzwaniami. Produkcja limfocytów TIL lub genetycznie zmodyfikowanych limfocytów T jest skomplikowana technicznie, czasochłonna i kosztowna. Ponadto, terapia nie jest odpowiednia dla wszystkich pacjentów, na przykład w przypadku niewystarczającej wielkości guza lub złego stanu ogólnego. Konieczne kondycjonowanie limfodeplecyjne często prowadzi do wyraźnych skutków ubocznych, takich jak mielosupresja, podatność na infekcje lub uszkodzenie błon śluzowych. Podawanie wysokich dawek IL-2, która ma na celu wsparcie przetrwania komórek T po reinfuzji, jest również związane z toksycznością ogólnoustrojową i wymaga intensywnego monitorowania medycznego. Ponadto, infuzowane limfocyty T nie pozostają w organizmie przez długi czas lub nie działają skutecznie przeciwko komórkom nowotworowym u wszystkich pacjentów.

Pomimo tych ograniczeń, adoptywny transfer limfocytów T jest uważany za kamień milowy w spersonalizowanej immunoterapii nowotworów. Ze względu na wysoką swoistość, możliwość wykorzystania właściwości specyficznych dla nowotworu i potencjał długoterminowej kontroli, otwiera nowe perspektywy, szczególnie dla pacjentów, u których zawiodły ustalone terapie. Przyszłość tej metody leży w jej dalszym rozwoju do postaci gotowych produktów, w ulepszonych modyfikacjach komórek w celu pokonania barier immunologicznych w mikrośrodowisku guza oraz w połączeniu z innymi strategiami terapeutycznymi, takimi jak inhibitory punktów kontrolnych, wirusy onkolityczne lub szczepionki terapeutyczne.

W leczeniu raka skóry - a w szczególności czerniaka złośliwego - ACT może w dłuższej perspektywie stać się stałym filarem immunoterapii. Jego rola prawdopodobnie ewoluuje od eksperymentalnej opcji terapeutycznej do znormalizowanego, zintegrowanego składnika złożonych strategii leczenia - w celu udostępnienia indywidualnie dostosowanych i leczniczych podejść do trudnych do leczenia chorób nowotworowych.

## 6.5.5 Przegląd tabelaryczny: Badania kliniczne nad adoptywnym transferem limfocytów T w leczeniu raka skóry

| Nazwa badania / identyfikator | Podejście terapeutyczne | Wskazanie / etap | Faza / Status | Wyniki / Cechy szczególne |
|---|---|---|---|---|
| TILVANCE-301 | Lifileucel (terapia TIL) vs. pembrolizumab | Czerniak nieoperacyjny lub z przerzutami | Faza III / w toku | Porównanie skuteczności Lifileucelu z pembrolizumabem; wyniki są oczekiwane. |
| KEYNOTE-942 | mRNA-4157/V940 (spersonalizowana szczepionka mRNA) + pembrolizumab | Czerniak ze wznową (stadium III/IV) | Faza IIb zakończona; rekrutacja do fazy III | Terapia uzupełniająca w celu zapobiegania nawrotom; zmniejszenie ryzyka nawrotu lub zgonu o 49%. |
| NCT02320058 | Terapia komórkami dendrytycznymi + kriochirurgia + pembrolizumab | Czerniak w stadium III-IV, nieoperacyjny | Faza Ib/II | Połączenie miejscowej i ogólnoustrojowej aktywacji immunologicznej; innowacyjna strategia multimodalna. |
| Badanie ABC | Niwolumab + ipilimumab | Czerniak z przerzutami do mózgu | Faza II zakończona | 7-letni wskaźnik przeżycia wynoszący 51%; znaczna poprawa w porównaniu z monoterapią. |
| Badanie ACTIVATE | Adopcyjny transfer komórek (ACT) + inhibitory punktów kontrolnych | Zaawansowany czerniak | Faza I/II | Badanie połączenia ACT z inhibitorami punktów kontrolnych układu |

| Nazwa badania / identyfikator | Podejście terapeutyczne | Wskazanie / etap | Faza / Status | Wyniki / Cechy szczególne |
|---|---|---|---|---|

odpornościowego; wyniki w toku.

**Uwaga:** Niniejsza tabela zawiera przegląd wybranych badań i nie jest wyczerpująca.

## 6.7 Skojarzone immunoterapie i podejścia multimodalne w leczeniu raka skóry

We współczesnej onkologii wykazano, że połączenie różnych strategii immunoterapeutycznych lub połączenie z innymi procedurami terapeutycznymi może prowadzić do znacznie lepszych wyników leczenia niż monoterapie. Takie połączone podejścia okazały się niezwykle obiecujące, szczególnie w przypadku zaawansowanego raka skóry, zwłaszcza czerniaka złośliwego.

### 6.7.1 Przykłady

Paradygmatycznym przykładem jest połączenie dwóch inhibitorów immunologicznych punktów kontrolnych: **niwolumabu** (przeciwciało anty-PD-1) i **ipilimumabu** (przeciwciało anty-CTLA-4). Oba leki blokują różne sygnały hamujące, które uniemożliwiają układowi odpornościowemu skuteczne zwalczanie komórek nowotworowych. Podczas gdy CTLA-4 działa głównie we wczesnej fazie aktywacji komórek T w tkance limfoidalnej, PD-1 interweniuje na poziomie mikrośrodowiska guza, zapobiegając wyczerpaniu komórek T na obwodzie. Ich połączenie umożliwia bardziej kompleksową reaktywację układu odpornościowego. Badania kliniczne, takie jak **CheckMate-067**, wykazały, że ta podwójna blokada osiąga znacznie wyższe wskaźniki obiektywnej odpowiedzi, dłuższe przeżycie wolne od progresji i lepsze wskaźniki przeżycia całkowitego w porównaniu z monoterapią - aczkolwiek kosztem zwiększonego ryzyka działań niepożądanych o podłożu immunologicznym (np. zapalenie okrężnicy, zapalenie wątroby, zapalenie przełyku).

**Połączenie immunoterapii z terapiami celowanymi**, szczególnie u pacjentów z czerniakiem z mutacją BRAF, jest również przedmiotem intensywnych badań klinicznych. Zahamowanie szlaku mutacji BRAF V600 za pomocą inhibitorów BRAF (np. wemurafenib, dabrafenib) i inhibitorów MEK (np. trametynib) prowadzi do szybkiej regresji guza, choć jest ona zwykle tylko tymczasowa. Dodatkowe podanie inhibitora immunologicznego punktu kontrolnego ma na celu przekształcenie krótkoterminowej kontroli guza w długoterminową odpowiedź immunologiczną. Wstępne wyniki badań takich jak **IMspire150** i **COMBI-i** wskazują na korzyści kliniczne takich potrójnych kombinacji, chociaż toksyczność i optymalna sekwencja terapii pozostają wyzwaniami.

Innym innowacyjnym podejściem **jest połączenie immunoterapii z radioterapią**. Promieniowanie prowadzi do miejscowego zniszczenia komórek nowotworowych, uwalniając liczne antygeny nowotworowe i "sygnały zagrożenia", które mogą stymulować układ odpornościowy. Może to prowadzić do aktywacji ogólnoustrojowej odpowiedzi immunologicznej

- zjawiska znanego jako **efekt abscopalny**. W połączeniu z inhibitorami punktów kontrolnych efekt ten można wzmocnić, przenosząc odpowiedź immunologiczną na nienapromieniowane przerzuty. Wstępne obserwacje kliniczne i mniejsze badania wykazały już ten potencjał, a większe randomizowane badania są obecnie w toku.

### 6.7.2 Wyzwania

Pomimo tych obiecujących perspektyw, wdrażanie metod skojarzonych pozostaje złożone. **Właściwy wybór sekwencji, dawki i kombinacji składników aktywnych** ma kluczowe znaczenie dla osiągnięcia równowagi między skutecznością terapeutyczną a tolerancją. Jednoczesna aktywacja wielu mechanizmów immunologicznych zwiększa ryzyko wystąpienia poważnych skutków ubocznych, w szczególności reakcji autoimmunologicznych, które mogą wystąpić ogólnoustrojowo.

Ogólnie rzecz biorąc, rozwój terapii skojarzonych - zarówno w ramach immunoterapii, jak i w połączeniu z innymi formami leczenia - jest uważany za jedną z najbardziej dynamicznych i przyszłościowych dziedzin badań w onkologii. Celem jest wykorzystanie inteligentnych synergii terapeutycznych w celu zapewnienia spersonalizowanych i skutecznych strategii leczenia pacjentów z rakiem skóry.

## 6.7.3 Przegląd

Przegląd tabelaryczny: Metody leczenia skojarzonego raka skóry

| Typ kombinacji | Przykładowe składniki aktywne / procesy | Cel / Efekt | Zalety | Wyzwania |
|---|---|---|---|---|
| Inhibitor punktu kontrolnego + inhibitor punktu kontrolnego | Niwolumab (PD-1) + ipilimumab (CTLA-4) | Zwiększona aktywacja immunologiczna poprzez podwójną blokadę hamujących szlaków sygnalizacyjnych | Zwiększony odsetek odpowiedzi i dłuższe przeżycie | Wysoki wskaźnik działań niepożądanych o podłożu immunologicznym |
| Inhibitor punktu kontrolnego + terapia celowana | Anty-PD-1 (np. pembrolizumab) + inhibitor BRAF/MEK (np. dabrafenib + trametynib) | Połączenie szybkiej kontroli guza z długotrwałą odpowiedzią immunologiczną | Synergistyczne działanie w nowotworach z mutacją BRAF | Złożone profile toksyczności, trudne sekwencjonowanie |
| Inhibitor punktu kontrolnego + radioterapia | Anty-PD-1 + miejscowa radioterapia (np. stereotaktyczna) | Wykorzystanie efektu abscopalnego do aktywacji systemu | Możliwy jest również wpływ na nienapromieniowane przerzuty | Optymalne parametry napromieniania są nadal niejasne |
| Inhibitor punktu kontrolnego + wirus onkolityczny | T-VEC + niwolumab | Uwalnianie antygenu wywołane wirusem + blokada | Wzmocniona odpowiedź immunologiczna dzięki "szczepieniu in situ" | Ograniczone dane, prawdopodobnie odporność przeciwwirusowa jako przeszkoda |

| Typ kombinacji | Przykładowe składniki aktywne / procesy | Cel / Efekt | Zalety | Wyzwania |
|---|---|---|---|---|
| Immunoterapia + chemioterapia (rzadziej w przypadku czerniaka) | Anty-PD-1 + dakarbazyna (historycznie) | Chemioterapia zwiększająca immunogenność guza | Potencjalnie lepsza początkowa reakcja | Immunosupresja możliwa dzięki chemioterapii |
| Potrójna terapia (celowana + immunologiczny punkt kontrolny) | Atezolizumab + wemurafenib + kobimetynib | Połączenie ukierunkowanego hamowania + aktywacji immunologicznej | Lepsza kontrola w badaniach (np. IMspire150) | Zwiększona toksyczność, wysoki wysiłek logistyczny |

## Przegląd tabelaryczny: Aktualne badania kliniczne nad terapiami skojarzonymi raka skóry

| Nazwa badania / identyfikator | Terapia skojarzona | Wskazanie / etap | Faza Status | Cel / Cechy szczególne |
|---|---|---|---|---|
| KEYNOTE-942Moderna Merck | mRNA-4157/V9 40 & | Czerniak resorpcją | Faza IIb z zakończona; rekrutacja | Terapia adiuwantowa w |

| Nazwa badania / identyfikator | Terapia skojarzona | Wskazanie / etap | Faza / Status | Cel / Cechy szczególne |
|---|---|---|---|---|
| | (spersonalizowana szczepionka mRNA) + pembrolizumab | (stadium III/IV) | do fazy III (V940-001) | e zapobieganiu nawrotom; zmniejszenie ryzyka nawrotu lub zgonu o 49%. |
| TILVANCE-301 Iovance Biotherapeutics | Lifileucel (terapia TIL) + pembrolizumab | Czerniak nieoperacyjny lub z przerzutami | Faza III w toku | Porównanie z monoterapią pembrolizumabem; celuje w pacjentów z dużym obciążeniem nowotworem |

| Nazwa badania / identyfikator | Terapia skojarzona | Wskazanie / etap | Faza Status | Cel / Cechy szczególne |
|---|---|---|---|---|
| NCT05629295UCSF | Niwolumab + kabozantynib | Czerniak błony śluzowej | Faza II | Połączenie inhibicji immunologicznej i inhibicji kinazy tyrozynowej; skupienie się na rzadkich podtypach czerniaka |
| NCT02320058Mayo Clinic | Terapia komórkami dendrytycznymi + kriochirurgia + pembrolizumab | Czerniak w stadium III-IV, nieoperacyjny | Faza Ib/II | Połączenie miejscowej i ogólnoustrojowej aktywacji immunologicznej; innowacyjna |

| Nazwa badania / identyfikator | Terapia skojarzona | Wskazanie / etap | Faza / Status | Cel / Cechy szczególne |
|---|---|---|---|---|
| **Badanie ABCMelanoma Institute Australia** | Niwolumab + ipilimumab | Czerniak z przerzutami do mózgu | Faza II zakończona | strategia multimodalna 7-letni wskaźnik przeżycia wynoszący 51%; znaczna poprawa w porównaniu z monoterapią |
| **Szczepionka skojarzona Moderna/MSD** | Szczepionka mRNA + immunoterapia (MSD) | Rak skóry (czerniak) | Faza II zakończona | Zmniejszenie ryzyka nawrotu choroby lub zgonu o 49%; wprowadzenie na |

| Nazwa badania / identyfikator | Terapia skojarzona | Wskazanie / etap | Faza / Status | Cel / Cechy szczególne |
|---|---|---|---|---|

rynek planowane na 2025 r.

**Uwaga:** Niniejsza tabela zawiera przegląd wybranych badań i nie jest wyczerpująca.

## 6.8 Skutki uboczne i zarządzanie terapiami immunologicznymi

Wraz z wprowadzeniem terapii immunologicznych, takich jak inhibitory punktów kontrolnych, terapie adoptywne T-komórkowe i wirusy onkolityczne, profil skutków ubocznych leczenia onkologicznego uległ zasadniczej zmianie. Podczas gdy klasyczne chemioterapeutyki działają poprzez bezpośrednie działanie cytotoksyczne na szybko proliferujące komórki - a zatem powodują głównie hematologiczne, żołądkowo-jelitowe i skórne skutki uboczne - immunoterapie prowadzą do aktywacji układu odpornościowego, która w niektórych przypadkach wykracza poza zamierzony poziom terapeutyczny. Skutkuje to *zdarzeniami niepożądanymi związanymi z odpornością* (irAE), które są skierowane przeciwko własnym tkankom organizmu i mogą potencjalnie wpływać na każdy układ narządów.

Te działania niepożądane są wyrazem procesu autoimmunologicznego wywołanego przez terapię, w którym własne struktury organizmu są błędnie rozpoznawane jako obce i atakowane. Zwykle występują w ciągu pierwszych tygodni do miesięcy po rozpoczęciu terapii, ale mogą być również opóźnione - czasami nawet miesiące po zakończeniu terapii. Ich częstotliwość, nasilenie i dotknięty układ narządów zależą od różnych czynników, w tym zastosowanego środka immunoterapeutycznego, połączenia z innymi immunomodulatorami i cech specyficznych dla pacjenta, takich jak predyspozycje genetyczne lub istniejąca wcześniej autoimmunizacja.

Najczęstsze działania niepożądane obejmują powikłania dermatologiczne, żołądkowo-jelitowe, endokrynologiczne, płucne, wątrobowe i nerkowe.

**Dermatologiczne działania niepożądane** są zwykle pierwszymi objawami klinicznymi i występują nawet u 40-50% pacjentów leczonych inhibitorami punktów kontrolnych. Obejmują one wysypkę grudkowo-plamistą, świąd i, rzadziej, wykwity liszajowate lub pęcherzowe. Szczególnie u pacjentów z czerniakiem może wystąpić depigmentacja przypominająca bielactwo - zjawisko, które koreluje z dobrą odpowiedzią na leczenie, ponieważ odzwierciedla aktywację komórek T ukierunkowanych na melanocyty.

**Działania niepożądane ze strony przewodu pokarmowego** dotyczą głównie jelita grubego w postaci zapalenia jelita grubego o podłożu immunologicznym, które może prowadzić do ograniczającej leczenie biegunki, bólu brzucha, gorączki i odwodnienia. Częstość występowania wynosi od 5 do 20%, w zależności od formy terapii. W ciężkich przypadkach istnieje ryzyko perforacji, dlatego kluczowa jest wczesna diagnoza (w tym endoskopia) i eskalacja leczenia.

**Endokrynopatie** są szczególnie podstępne, ponieważ mogą powodować niespecyficzne objawy, takie jak zmęczenie, bóle głowy lub wahania nastroju. Do najczęstszych należą zapalenie przysadki, zapalenie tarczycy z początkową nadczynnością tarczycy i późniejszą niedoczynnością tarczycy oraz niewydolność kory nadnerczy. Ponieważ zaburzenia te mogą utrzymywać się przez całe życie, konieczna jest długotrwała hormonalna terapia zastępcza. Częstość występowania jest niższa w przypadku inhibitorów PD-1 niż inhibitorów CTLA-4, które są szczególnie związane z zapaleniem przysadki.

**Zapalenie płuc**, zapalenie tkanki płucnej o podłożu immunologicznym, jest rzadkim, ale potencjalnie zagrażającym życiu działaniem niepożądanym. Klinicznie objawia się kaszlem, dusznością i ewentualnie gorączką. Wyniki badań radiologicznych zwykle obejmują naciek śródmiąższowy. Diagnozę stawia się na podstawie tomografii komputerowej i wykluczenia przyczyn infekcyjnych. Ryzyko wzrasta w przypadku jednoczesnej radioterapii.

**Zapalenie wątroby** i **nerek** występuje również jako część procesów immunologicznych. Bezobjawowy wzrost aktywności aminotransferaz jest powszechny, cięższe zapalenie wątroby z żółtaczką i koagulopatią występuje rzadko, ale wymaga natychmiastowej immunosupresji. Wywołane przez układ odpornościowy zapalenie nerek zwykle objawia się jako śródmiąższowe zapalenie nerek ze wzrostem stężenia kreatyniny, ale może również prowadzić do kłębuszkowego zapalenia nerek.

Leczenie działań niepożądanych o podłożu immunologicznym zależy od ich nasilenia (stopień 1-4 według klasyfikacji CTCAE). W przypadku łagodnych objawów często wystarczające jest leczenie objawowe i ścisłe monitorowanie. Od stopnia 2 immunoterapię należy zasadniczo przerwać, uzupełniając ją ogólnoustrojowymi kortykosteroidami. Ciężkie przypadki (stopień 3-4) wymagają podawania wysokich dawek steroidów (np. prednizolonu 1-2 mg/kg masy ciała) przez kilka tygodni z powolną fazą zmniejszania dawki. W przypadkach opornych na steroidy stosuje się leki immunosupresyjne drugiego rzutu, takie jak infliksymab (anty-TNFα), mykofenolan mofetylu lub wedolizumab (w przypadku zapalenia jelita grubego). Substancje te powinny być podawane w porozumieniu z ośrodkami specjalistycznymi.

Szczególnym wyzwaniem jest opieka po leczeniu, ponieważ skutki uboczne mogą wystąpić również po zakończeniu terapii. Pacjenci muszą zatem zostać poinformowani o możliwych objawach i najlepiej otrzymać kartę immunoterapii, która zawiera informacje o trwającej lub niedawno zakończonej immunoterapii w przypadku leczenia ratunkowego. Interdyscyplinarna współpraca - zwłaszcza z gastroenterologią, endokrynologią, dermatologią, pulmonologią i nefrologią - ma kluczowe znaczenie dla skutecznego leczenia.

Pomimo niekiedy poważnych skutków ubocznych, wiele badań wskazuje, że wystąpienie powikłań o podłożu immunologicznym niekoniecznie wymaga przerwania terapii. Wręcz przeciwnie: niektóre badania wskazują nawet, że umiarkowane występowanie irAEs koreluje z poprawą odpowiedzi klinicznej - co potwierdza teorię, że aktywowana odpowiedź immunologiczna może być skierowana zarówno przeciwko zdrowym, jak i złośliwym komórkom.

Ogólnie rzecz biorąc, w ostatnich latach poczyniono znaczne postępy w zrozumieniu i zarządzaniu działaniami niepożądanymi o podłożu immunologicznym. Nie są one przeciwwskazaniem do stosowania terapii immunologicznych, ale wyzwaniem, któremu można skutecznie sprostać dzięki znormalizowanym protokołom, wczesnej diagnozie i interdyscyplinarnej wiedzy specjalistycznej.

## 6.9 Bibliografia - Rozdział 6: Postępy w immunoterapii

Andtbacka, R. H., Kaufman, H. L., Collichio, F., Amatruda, T., Senzer, N., Chesney, J., ... & Agarwala, S. S. (2015). *Talimogene Laherparepvec poprawia wskaźnik trwałej odpowiedzi u pacjentów z zaawansowanym czerniakiem.* **Journal of Clinical Oncology, 33**(25), 2780-2788.
https://doi.org/10.1200/JCO.2014.58.3377

Buchbinder, E. I., & Desai, A. (2016). *Ścieżki CTLA-4 i PD-1: podobieństwa, różnice i implikacje ich hamowania.* **American Journal of Clinical Oncology, 39**(1), 98-106.
https://doi.org/10.1097/COC.0000000000000239.

June, C. H., O'Connor, R. S., Kawalekar, O. U., Ghassemi, S., Milone, M. C., Wang, L., & Levine, B. L. (2018). *Immunoterapia komórkami CAR T w leczeniu nowotworów u ludzi.* **Science, 359**(6382), 1361-1365.
https://doi.org/10.1126/science.aar6711.

Larkin, J., Chiarion-Sileni, V., Gonzalez, R., Grob, J. J., Rutkowski, P., Lao, C. D., ... & Hodi, F. S. (2019). *Pięcioletnie przeżycie z połączonym niwolumabem i ipilimumabem w zaawansowanym czerniaku*. The New England Journal of Medicine, 381(16), 1535-1546.
https://doi.org/10.1056/NEJMoa1910836

Ott, P. A., Wu, C. J., & Gubin, M. M. (2019). *Neoantygeny nowotworowe jako spersonalizowane szczepionki przeciwnowotworowe: najnowsze postępy i implikacje kliniczne*. Nature Reviews Clinical Oncology, 16(8), 464-472.
https://doi.org/10.1038/s41571-019-0176-8

Ribas, A., & Wolchok, J. D. (2021). *Immunoterapia nowotworów z blokadą punktów kontrolnych: postępy i wyzwania*. Nature Reviews Cancer, 21(5), 313-332.
https://doi.org/10.1038/s41571-021-00495-4

Sahin, U., Derhovanessian, E., Miller, M., Kloke, B. P., Simon, P., Löwer, M., ... & Türeci, Ö. (2017). *Spersonalizowane szczepionki mutanomowe RNA mobilizują polispecyficzną odporność terapeutyczną przeciwko rakowi*. Nature, 547(7662), 222-226.
https://doi.org/10.1038/nature23003

Topalian, S. L., Taube, J. M., Anders, R. A., & Pardoll, D. M. (2016). *Biomarkery oparte na mechanizmach do kierowania blokadą immunologicznych punktów kontrolnych w terapii nowotworów*. Nature Reviews Cancer, 16(5), 275-287.
https://doi.org/10.1038/nrc.2016.36

Wolchok, J. D., Chiarion-Sileni, V., Gonzalez, R., Grob, J. J., Rutkowski, P., Lao, C. D., ... & Larkin, J. (2017). *Całkowite przeżycie w połączeniu niwolumabu i ipilimumabu w zaawansowanym* czerniaku. The New England Journal of Medicine, **377**(14), 1345-1356. https://doi.org/10.1056/NEJMoa1709684

# Rozdział 7: Nowoczesne procedury radioterapii

## 7.1 Podstawy radioterapii raka skóry

**Radioterapia** jest jedną z najstarszych i najbardziej uznanych metod leczenia w onkologii. Wykorzystuje ona promieniowanie jonizujące do nieodwracalnego uszkodzenia DNA komórek nowotworowych i zapobiegania ich podziałom. Podczas gdy radioterapia raka skóry była tradycyjnie stosowana głównie w przypadku guzów nieoperacyjnych lub pacjentów z wysokim ryzykiem chirurgicznym, wraz z pojawieniem się nowoczesnych, precyzyjnych technik radioterapii stała się wysoce skuteczną i często oszczędzającą narządy opcją leczenia.

Biologiczna skuteczność radioterapii opiera się na bezpośrednim uszkodzeniu DNA poprzez pęknięcia dwuniciowe i pośrednim efekcie poprzez tworzenie wolnych rodników, które prowadzą do oksydacyjnego uszkodzenia składników komórki. Komórki nowotworowe mają zwykle wadliwy system naprawy uszkodzeń DNA, co czyni je szczególnie podatnymi na zniszczenie komórek wywołane promieniowaniem.

Obecnie radioterapia jest stosowana zarówno w celach leczniczych, jak i paliatywnych. Terapie lecznicze mają na celu osiągnięcie całkowitej kontroli guza, podczas gdy terapie paliatywne są stosowane głównie w celu kontrolowania objawów zaawansowanych lub przerzutowych nowotworów.

## 7.2 Radioterapia stereotaktyczna w leczeniu raka skóry

Radioterapia stereotaktyczna, znana również jako *stereotaktyczna radioterapia ciała* (SBRT), to wysoce precyzyjna, sterowana obrazem procedura radioterapii, która jest coraz częściej stosowana w leczeniu raka skóry, a w szczególności przerzutów. W przeciwieństwie do konwencjonalnej radioterapii, w której codzienne frakcje ze stosunkowo niskimi indywidualnymi dawkami są często podawane przez kilka tygodni, SBRT umożliwia ukierunkowane zastosowanie bardzo wysokich indywidualnych dawek w ciągu kilku sesji leczenia - zwykle od jednej do pięciu frakcji.

### 7.2.1 Sposób działania

Precyzja ta opiera się na dokładnej trójwymiarowej lokalizacji objętości docelowej przy użyciu obrazowania o wysokiej rozdzielczości, takiego jak tomografia komputerowa (CT), rezonans magnetyczny (MRI) i pozytonowa tomografia emisyjna (PET-CT). Podczas procesu planowania objętość guza jest rejestrowana z milimetrową precyzją i integrowana z polem promieniowania, z uwzględnieniem ruchów narządów (np. oddychanie, perystaltyka jelit). Dzięki nowoczesnym akceleratorom liniowym i specjalistycznym systemom, takim jak **Cyber-Knife®**, **TrueBeam®** lub **Gamma Knife®**, promieniowanie może być skupione na obszarze guza z wielu kierunków i pod różnymi kątami, przy jednoczesnej maksymalnej ochronie otaczających zdrowych tkanek. Połączenie prowadzenia wiązki przez robota , zintegrowanego obrazowania i kompensacji ruchu umożliwia milimetrową precyzję aplikacji nawet w trudno dostępnych miejscach guza.

### 7.2.2 Zastosowanie w terapii raka skóry

W terapii nowotworów skóry SBRT stosuje się przede wszystkim w sytuacjach, w których leczenie chirurgiczne nie jest możliwe lub wiąże się z nieproporcjonalnie wysokim ryzykiem. Dotyczy to **w szczególności nieoperacyjnych guzów pierwotnych lub nawrotów, a także przerzutów w krytycznych funkcjonalnie lub trudno dostępnych lokalizacjach**, takich jak mózg, płuca, wątroba lub układ kostny. SBRT jest szczególnie interesująca u pacjentów z **czerniakiem oligometastatycznym**, tj. w obecności ograniczonej liczby przerzutów, zwykle definiowanej jako maksymalnie pięć. W tej konstelacji wysoka dawka zogniskowanej radioterapii może prowadzić do znacznego wydłużenia przeżycia wolnego od progresji, a w niektórych przypadkach nawet do długoterminowej kontroli guza.

Kolejną zaletą SBRT jest **skrócenie całkowitego czasu trwania radioterapii**. Zamiast napromieniania codziennie przez kilka tygodni, leczenie można zakończyć w zaledwie kilku sesjach, co nie tylko poprawia jakość życia pacjenta, ale ma również zalety logistyczne. Ponadto ostra toksyczność jest często niższa w porównaniu z konwencjonalną radioterapią, ponieważ zdrowe tkanki są w dużej mierze oszczędzane dzięki precyzyjnemu stężeniu dawki.

Skuteczność biologiczna SBRT różni się zasadniczo od skuteczności konwencjonalnego frakcjonowania. Wysokie pojedyncze dawki prowadzą do bezpośredniego uszkodzenia DNA w komórkach nowotworowych i zniszczenia unaczynienia guza, co zwiększa skuteczność miejscową. Ponadto śmierć komórek uwalnia sygnały prozapalne i antygeny związane z guzem, które mogą stymulować układ odpornościowy. Zjawisko to jest szczególnie istotne w związku z tak zwanym **efektem abscopalnym**, w którym miejscowa radioterapia wyzwala ogólnoustrojową odpowiedź immunologiczną, która może również atakować odległe, nienapromieniane miejsca guza. W połączeniu z **inhibitorami punktów kontrolnych** lub **wirusami onkolitycznymi** efekt ten można wzmocnić - jest to obiecujący obszar badań, który jest obecnie badany w licznych badaniach klinicznych.

### 7.2.3 Skuteczność

Dane kliniczne potwierdzają wysoką skuteczność i bezpieczeństwo SBRT u pacjentów z rakiem skóry. Radiochirurgia stereotaktyczna wykazuje doskonałą miejscową kontrolę guza, często porównywalną z resekcją chirurgiczną, szczególnie w przypadku przerzutów do mózgu spowodowanych czerniakiem złośliwym. W badaniach dotyczących przerzutów do płuc lub wątroby osiągnięto również wskaźniki kontroli miejscowej na poziomie ponad 85% - przy minimalnych skutkach ubocznych związanych z terapią. Długoterminowa tolerancja jest opisywana jako dobra, z rzadko występującymi poważnymi późnymi skutkami.

Ogólnie rzecz biorąc, SBRT stanowi najnowocześniejszą, minimalnie inwazyjną opcję terapeutyczną w leczeniu raka skóry, która może być stosowana zarówno jako środek podstawowy, jak i jako część koncepcji terapii multimodalnej. Oczekuje się, że w przyszłości jej rola jeszcze wzrośnie - szczególnie w połączeniu z ogólnoustrojowymi immunoterapiami i u starannie wyselekcjonowanych pacjentów z chorobą oligometastatyczną. Jednak warunkiem wstępnym ich skutecznego stosowania jest precyzyjne wskazanie, interdyscyplinarna koordynacja i wiedza techniczna w wyspecjalizowanych ośrodkach.

### 7.2.4 Przegląd tabelaryczny

Tabela: Radioterapia stereotaktyczna (SBRT) w leczeniu raka skóry

| Aspekt | szczegóły |
|---|---|
| Główne wskazania | - Nieoperacyjne guzy pierwotne lub nawroty (np. czerniak)- Przerzuty do mózgu (1-5 zmian)- Przerzuty do płuc, wątroby lub kości- Choroba oligometastatyczna (≤ 5 przerzutów) |
| Cel | - Miejscowa kontrola guza - złagodzenie objawów - potencjalne wydłużenie przeżycia w przypadku choroby oligometastatycznej |
| Typowe frakcjonowanie | - 1-5 frakcji - dawka na frakcję: 8-20 Gy - dawka całkowita: 24-60 Gy (w zależności od lokalizacji i objętości docelowej) |
| Używane urządzenia / systemy | - CyberKnife® - Gamma Knife® (szczególnie mózg) - TrueBeam® , Edge™ (Varian) - Vero, ExacTrac, TomoTherapy® |

| Aspekt | szczegóły |
|---|---|
| Metody obrazowania na potrzeby planowania | - CT (4D-CT dla ruchomych objętości docelowych)- MRI (dla kontrastu tkanek miękkich, zwłaszcza mózgu)- PET-CT (dla ogólnoustrojowej choroby nowotworowej w celu rozróżnienia aktywnych przerzutów) |
| Efekty biologiczne | - Bezpośrednie uszkodzenie DNA - Zniszczenie naczyń krwionośnych w tkance nowotworowej - Immunomodulacja (uwolnione antygeny, DAMP) - Potencjalny efekt abscopalny |
| Możliwe kombinacje | - Inhibitory immunologicznego punktu kontrolnego (np. niwolumab, pembrolizumab) - Wirusy onkolityczne - Systemowa terapia celowana (np. inhibitory BRAF/MEK) |
| Wyniki kliniczne (wybór) | - Wskaźniki kontroli miejscowej > 85% w przerzutach do mózgu i płuc- Korzyści w zakresie przeżycia w czerniaku oligometastatycznym w badaniach retrospektywnych- Niska toksyczność ostra, rzadkie efekty późne |
| Zalety | - Wysoka precyzja i ochrona zdrowych tkanek- Krótki czas trwania leczenia- Możliwość wykonania w warunkach ambulatoryjnych- Synergia z immunoterapią |
| Ograniczenia | - Nadaje się tylko do wyraźnie określonych zmian - Ryzyko późnych efektów radiogennych w przypadku niekorzystnej lokalizacji - Złożone planowanie, wysokie wymagania techniczne |

## 7.3 Terapia cząsteczkowa raka skóry: napromienianie protonami i ciężkimi jonami

Terapia cząsteczkowa - jako termin zbiorczy dla procedur napromieniania wykorzystujących naładowane cząstki - obejmuje w szczególności **terapię protonową** i **terapię ciężkimi jonami**. W przeciwieństwie do konwencjonalnej radioterapii, w której wykorzystywane są fotony (np. promieniowanie rentgenowskie), terapia cząsteczkowa wykorzystuje naładowane elektrycznie cząstki o masie. Te różnice fizyczne mają znaczące konsekwencje dla rozkładu dawki w tkance i otwierają nowe możliwości terapeutyczne - szczególnie w przypadku raka skóry w obszarach anatomicznie krytycznych lub w sytuacjach ponownego napromieniania.

### 7.3.1 Sposób działania

Decydującą fizyczną zaletą terapii protonowej jest tzw. **efekt piku Bragga**. Podczas gdy fotony stale uwalniają energię w tkance, protony uwalniają większość swojej energii dopiero pod koniec swojego zasięgu - dokładnie w objętości docelowej. Poza tym punktem dawka spada niemal do zera. Oznacza to, że tkanka nowotworowa może być napromieniowana wysokimi dawkami, podczas gdy otaczająca ją zdrowa tkanka, w szczególności wrażliwe struktury, takie jak nerwy, oczy, gruczoły ślinowe lub mózg, są w dużej mierze oszczędzone. Jest to szczególnie korzystne w przypadku guzów w **okolicy głowy i szyi**, na **oczodole**, w **okolicy zatok przynosowych** lub w przypadku guzów skórnych w pobliżu **struktur mózgu lub podstawy czaszki**.

Terapia protonowa może zatem odgrywać decydującą rolę w przypadku **niemelanocytowych nowotworów** skóry, takich jak **rak płaskonabłonkowy** lub **rak z komórek Merkela**, które często występują w nasłonecznionych, funkcjonalnie istotnych obszarach - zwłaszcza gdy zabiegi chirurgiczne nie są możliwe lub nie są pożądane ze względów kosmetycznofunkcjonalnych. Terapia protonowa jest również odpowiednia dla pacjentów z wcześniej napromieniowanymi obszarami nowotworowymi, w których konwencjonalne ponowne napromienianie fotonami nie byłoby już uzasadnione ze względu na ekspozycję na dawkę skumulowaną.

Oprócz terapii protonowej coraz większe znaczenie zyskuje również **terapia ciężkimi jonami** - zwykle wykorzystująca **jony węgla**. Cząstki te są około trzy razy bardziej skuteczne biologicznie niż fotony lub protony, co mierzy się **względną skutecznością biologiczną (RBE)**. Powodem tego jest gęsta jonizacja wzdłuż ścieżki cząstek, która prowadzi do nieodwracalnego uszkodzenia DNA w komórkach nowotworowych. W szczególności **nowotwory radiooporne**, takie jak niektóre **podtypy czerniaka melanotycznego** lub **nawracające mięsaki skóry**, lepiej reagują na napromienianie ciężkimi jonami niż na metody konwencjonalne.

Terapia ciężkimi jonami również wykorzystuje szczyt Bragga, ale oferuje także dodatkową opcję terapeutyczną w przypadku nowotworów o wysokiej wewnętrznej oporności na promieniowanie ze względu na wysoką skuteczność biologiczną. Wstępne badania kliniczne przeprowadzone w Japonii i Niemczech, na przykład w Heidelberg Ion Beam Therapy Centre (HIT), wskazują, że terapia ciężkimi jonami może prowadzić do poprawy kontroli miejscowej w niektórych **nowotworach błony naczyniowej i czerniakach skóry z typem dzikim BRAF**. Dalsze wskazania są obecnie badane w międzynarodowych badaniach wieloośrodkowych.

### 7.3.2 Zastosowanie

Zastosowanie terapii cząsteczkowej w leczeniu raka skóry wymaga precyzyjnych wskazań i jest obecnie możliwe tylko w kilku wyspecjalizowanych ośrodkach. Z technicznego punktu widzenia, leczenie wymaga wysoko rozwiniętych akceleratorów cząstek (synchrotronów lub cyklotronów), złożonych systemów planowania i precyzyjnego pozycjonowania pacjenta pod kontrolą obrazu. Wysoka precyzja promieniowania pozwala jednak **na zastosowanie dawki leczniczej przy zmniejszonym profilu skutków ubocznych** nawet w regionach krytycznych pod względem promieniowania, co stanowi główną korzyść kliniczną, szczególnie w przypadku pacjentów starszych, współistniejących lub niedostępnych chirurgicznie.

Ogólnie rzecz biorąc, terapia cząsteczkowa - zarówno w postaci napromieniania protonami, jak i ciężkimi jonami - stanowi pionierską technologię w leczeniu raka skóry. Jej korzyści polegają przede wszystkim na ochronie zdrowych tkanek, możliwości ponownego napromieniowania i leczenia opornych nowotworów, które wcześniej były trudne do leczenia. Wraz z rosnącą dostępnością i dalszym rozwojem technicznym można założyć, że te formy terapii będą odgrywać coraz ważniejszą rolę w interdyscyplinarnej koncepcji leczenia raka skóry w przyszłości.

### 7.3.3 Tabela: Porównanie terapii fotonowej, protonowej i terapii ciężkimi jonami w przypadku raka skóry

| Kryterium | Terapia fotonowa | Terapia protonowa | Terapia ciężkimi jonami (np. C-12) |
|---|---|---|---|
| Typ cząsteczki | Fale elektromagnetyczne (fotony) | Naładowane cząstki (protony) | Ciężkie naładowane cząstki (np. jony węgla) |
| Fizyczny rozkład energii | Spadek wykładniczy, brak ostrego punktu końcowego dawki | Pik Bragga: maksymalna dawka w objętości docelowej | Pik Bragga + bardzo wysoka gęstość jonów w miejscu docelowym |
| Ostrość krawędzi / ochrona tkanek | Umiarkowana - odpowiednia dawka dla zdrowych tkanek | Wysoka - bardzo precyzyjna ochrona otaczających struktur | Bardzo wysoka - dodatkowo wysoka skuteczność biologiczna |
| Względna skuteczność biologiczna (RBE) | 1,0 (wartość referencyjna) | 1,1 | 2-5 (działanie silnie nowotworowe) |
| Główne wskazania kliniczne dotyczące raka skóry | - Standard dla wielu nowotworów - Pooperacyjna / ostateczna radioterapia - Nawroty, terapia adiuwantowa | - Nowotwory we wrażliwych obszarach (np. oczodół, podstawa czaszki) - Napromienianie - Nieoperacyjny rak z komórek Merkla | - Podtypy radioooporne (np. nowotwory melanocytowe)- Naciekające lub głęboko umiejscowione mięsaki skóry- Czerniaki błony naczyniowej |

| Kryterium | Terapia fotonowa | Terapia protonowa | Terapia ciężkimi jonami (np. C-12) |
|---|---|---|---|
| Przykłady ośrodków klinicznych / badań | - Dostępne na całym świecie badania wieloośrodkowe - duża liczba badań fazy III | - RTOG 1308 (NSCLC) - ClinicalTrials.gov ID NCT03818503 (rak skóry, protony vs. fotony) | oka lub czerniaki z dzikim typem BRAF<br><br>- Badania w HIT Heidelberg i NIRS Japan<br>- program badawczy COSMIC dotyczący czerniaka i mięsaków |
| Dostępność | Szeroko stosowany w ośrodkach onkologicznych | Ograniczona dostępność, rośnie | Bardzo ograniczona, tylko kilka wyspecjalizowanych ośrodków na całym świecie |
| Koszty / wysiłek | Niski do średniego | Wysoki | Bardzo wysoki |
| Czas trwania terapii | Zwykle 4-6 tygodni | Możliwy krótszy czas (1-3 tygodnie, hipofrakcjonowany) | Terapia krótkoterminowa (kilka frakcji z wysokimi pojedynczymi dawkami) |
| Typowe skutki uboczne | Reakcje skórne, zapalenie błon śluzowych, zmęczenie | Niska toksyczność ostra, dobra tolerancja | Jeszcze mniej skutków ubocznych, ale dane długoterminowe są ograniczone |

Przegląd ten pokazuje, że różne formy radioterapii mogą być stosowane w sposób komplementarny - w zależności od biologii guza, lokalizacji i sytuacji pacjenta.

## 7.4 Synergia immunologiczna w leczeniu raka skóry

Jedną z najbardziej niezwykłych i immunologicznie fascynujących obserwacji współczesnej radioterapii jest tak zwany **efekt abscopalny**. Termin ten pochodzi od łacińskiego "ab scopus" ("poza celem") i opisuje zjawisko, w którym **miejscowe napromienianie ogniska nowotworu** nie tylko prowadzi do zniszczenia leczonej zmiany, ale może mieć również **skutki ogólnoustrojowe** - w szczególności zmniejszenie lub nawet regresję **nienapromienianych ognisk nowotworu** w odległych miejscach ciała. Efekt ten jest rozumiany jako zależny od układu odpornościowego i stał się bardzo istotny klinicznie, szczególnie w kontekście czerniaka złośliwego.

Na pierwszy rzut oka efekt abscopalny jest sprzeczny z klasyczną koncepcją radioterapii jako **metody miejscowej**, w której korzyści terapeutyczne są ograniczone do bezpośrednio napromienianej tkanki. Jednak obecnie dobrze udokumentowano, że napromienianie komórek nowotworowych wyzwala szereg procesów immunogennych. Uszkodzenia DNA spowodowane promieniowaniem jonizującym i wynikająca z nich martwica lub apoptoza komórek nowotworowych prowadzą do **uwolnienia antygenów związanych z nowotworem (TAA)** i tak zwanych **sygnałów zagrożenia** - w tym *wzorców molekularnych związanych z uszkodzeniem* (DAMP), takich jak HMGB1 lub kalretikulina. Sygnały te są wychwytywane przez **komórki dendrytyczne i komórki prezentujące antygen (APC)** w mikrośrodowisku guza i transportowane do układu limfatycznego, gdzie wyzwalają **adaptacyjną odpowiedź immunologiczną**. W rezultacie aktywowane są reagujące na nowotwór **limfocyty T CD8$^+$** , które są w stanie rozpoznać i zniszczyć nawet odległe, nienapromieniowane komórki nowotworowe.

### 7.4.1 Sposób działania

Jednak sam efekt abscopalny jest **rzadki** i występuje spontanicznie tylko u niewielkiego odsetka pacjentów. Jednak połączenie z **inhibitorami immunologicznych punktów kontrolnych**, takimi jak **przeciwciała PD-1/PD-L1 lub CTLA-4**, okazało się skutecznym wzmocnieniem tego mechanizmu. Podczas gdy radioterapia działa jak "szczepionka in situ" i zwiększa podaż antygenów nowotworowych i prezentację antygenów, inhibitory punktów kontrolnych jednocześnie zapobiegają tłumieniu odpowiedzi immunologicznej za pośrednictwem limfocytów T przez mechanizmy immunosupresji specyficzne dla guza. Współdziałanie tych dwóch mechanizmów znacznie zwiększa aktywację immunologiczną i stanowi podstawę wielu nowoczesnych terapii skojarzonych.

### 7.4.2 Badania

Jednym z pierwszych prospektywnych badań klinicznych mających na celu zbadanie tego związku jest **badanie PEMBRO-RT** (2019). W tym randomizowanym badaniu fazy II badano, czy dodanie radioterapii stereotaktycznej (SBRT) do pojedynczego ośrodka przerzutowego przed rozpoczęciem ogólnoustrojowej terapii pembrolizumabem (inhibitorem PD-1) prowadzi do poprawy odpowiedzi immunologicznej u pacjentów z **przerzutowym** niedrobnokomórkowym rakiem płuca. Chociaż badanie nie koncentrowało się na raku skóry, służy ono jako pionierski model również dla pacjentów z czerniakiem. Wyniki wykazały, że terapia skojarzona doprowadziła do znacznie wyższego wskaźnika obiektywnej odpowiedzi (36% w porównaniu z 18% w grupie monoterapii), co sugeruje efekt synergistyczny. Podobne obserwacje poczyniono później w mniejszych badaniach u pacjentów z przerzutowym **czerniakiem złośliwym**, zwłaszcza z **przerzutami do mózgu**.

W modelach przedklinicznych wykazano również, że połączenie obu metod - promieniowania i immunomodulacji - prowadzi do skuteczniejszego odrzucenia guza. Promieniowanie zwiększa ekspresję MHC klasy I na komórkach nowotworowych, czyniąc je bardziej widocznymi dla limfocytów T i indukuje lokalną reakcję zapalną, która sprzyja immunologicznym "gorącym" mikrośrodowiskom. W praktyce, wcześniej "zimne" guzy, które nie są infiltrowane przez komórki odpornościowe, a zatem słabo reagują na immunoterapię, mogą zatem zostać "przeprogramowane" przez wcześniejsze napromieniowanie.

### 7.4.3 Wyzwania

Pomimo obiecujących wyników, nadal istnieją pewne wyzwania związane z szerokim zastosowaniem klinicznym. Obejmują one **identyfikację optymalnej dawki promieniowania i frakcjonowania**, **właściwy odstęp czasowy** między immunoterapią oraz wybór odpowiednich grup pacjentów. Zdefiniowanie wiarygodnych **biomarkerów** do przewidywania efektu abscopalnego jest również nadal przedmiotem intensywnych badań. Opisy pojedynczych przypadków i analizy retrospektywne wskazują, że efekt ten może wystąpić szczególnie u pacjentów z niskim obciążeniem nowotworem, dobrą funkcją immunologiczną i silną immunogennością guza - kryteria, które mają zastosowanie do wielu pacjentów z czerniakiem.

Podsumowując, można powiedzieć, że efekt abscopalny jest imponującym przykładem interakcji między miejscowym i ogólnoustrojowym leczeniem nowotworów. Ukierunkowane **połączenie radioterapii z inhibicją immunologicznych punktów kontrolnych** wykorzystuje zalety obu metod i otwiera nowe możliwości dla zindywidualizowanych koncepcji terapeutycznych. Szczególnie w przypadku czerniaka złośliwego, który charakteryzuje się wysoką immunogennością i wczesnymi przerzutami, strategia ta może w istotny sposób przyczynić się do poprawy długoterminowej kontroli i jakości życia.

### 7.4.4 Tabela

Efekt abscopalny - mechanizmy, badania, kombinacje:

| Aspekt | Opis / przykłady |
| --- | --- |
| Definicja | Ogólnoustrojowa regresja nienapromienionych ognisk nowotworu po miejscowym napromienianiu, w której pośredniczy układ odpornościowy. |

| Aspekt | Opis / przykłady |
|---|---|
| Mechanizm immunologiczny | - Promieniowanie powoduje śmierć komórek nowotworowych i uwalnianie antygenów związanych z nowotworem (TAA). - Aktywacja komórek dendrytycznych przez DAMP (np. HMGB1, ATP). - Migracja do węzłów chłonnych→ Aktywacja limfocytów T CD8$^+$. - Ogólnoustrojowe niszczenie nienapromienionych nowotworów za pośrednictwem limfocytów T. |
| Wzmocnienie poprzez immunoterapię | - Inhibitory PD-1/PD-L1 zapobiegają wyczerpaniu komórek T w środowisku guza - Hamowanie CTLA-4 promuje aktywację komórek T w węzłach chłonnych - Połączenie promuje ogólnoustrojową odpowiedź immunologiczną (efekty miejscowe i dystalne). |
| Badania kliniczne | - **PEMBRO-RT (faza II)**: Pembrolizumab + SBRT w NSCLC; odsetek odpowiedzi 36% vs. 18% przy monoterapii.- **CA184-043**: Ipilimumab + radioterapia w raku prostaty - trend w kierunku wydłużenia czasu do progresji PSA.- **Seria przypadków czerniaka**: Abscopal regression of brain metastases with simultaneous radiotherapy + checkpoint inhibition. |
| Typowe struktury docelowe do napromieniowania | - pojedyncze przerzuty w wątrobie, płucach lub węzłach chłonnych; - przerzuty do mózgu w czerniaku złośliwym; - przerzuty do kości ze składnikami immunogennymi. |
| Realizacja techniczna | - Preferowana radioterapia stereotaktyczna (SBRT) - Pojedyncza dawka: zwykle 8-20 Gy na frakcję - Całkowita liczba frakcji: 1-5 - Połączenie z immunoterapią najlepiej w ciągu kilku dni. |
| Znaczenie terapeutyczne w czerniaku | - Suplement dla pacjentów niereagujących na immunoterapię - Możliwość immunologicznego "ogrzewania" |

| Aspekt | Opis / przykłady |
|---|---|
| | zimnych guzów - Poprawa kontroli systemowej w chorobie oligometastatycznej. |
| Ograniczenia | - Nie można wiarygodnie przewidzieć efektu abscopalnego - Brak ustandaryzowanego frakcjonowania lub sekwencjonowania - Duża zmienność międzyosobnicza. |

## 7.5 Skutki uboczne nowoczesnych procedur radioterapii

Pomimo ogromnego postępu w precyzji nowoczesnej radioterapii, niepożądane skutki uboczne nie są całkowicie wyeliminowane. Rodzaj i nasilenie skutków ubocznych zależą od zastosowanej dawki, napromienianej objętości i lokalizacji guza.

**Ostre działania niepożądane** występują w trakcie terapii lub krótko po jej zakończeniu i obejmują

- Rumień, suche lub wilgotne złuszczanie skóry.

- Opuchlizna i obrzęk w obszarze radioterapii.

- Zespół zmęczenia, który jest często postrzegany jako szczególnie stresujący.

**Późne powikłania** mogą wystąpić miesiące lub lata po leczeniu i obejmują

- Zwłóknienie napromieniowanej tkanki, które prowadzi do stwardnienia i ograniczeń funkcjonalnych.

- Teleangiektazja i zaburzenia pigmentacji.
- W przypadku narażenia na wysoką dawkę: martwica popromienna i owrzodzenie.
- Zwiększone ryzyko wtórnych nowotworów złośliwych w napromienianym obszarze.

Nowoczesne technologie napromieniania znacznie zmniejszyły odsetek poważnych skutków ubocznych, ale staranne doradztwo dla pacjentów i ścisła opieka kontrolna są nadal niezbędne. W sytuacji paliatywnej dobrą kontrolę objawów przy minimalnych skutkach ubocznych można osiągnąć poprzez dostosowanie dawki promieniowania.

## 7.6 Bibliografia - Rozdział 7: Nowoczesne procedury radioterapii

Barker, C. A., & Postow, M. A. (2019). *Łączenie radioterapii i immunoterapii w leczeniu czerniaka: aktualny stan i przyszłe kierunki.* **Cancer Journal, 25**(1), 23-29. https://doi.org/10.1097/PPO.0000000000000373

Durante, M., & Loeffler, J. S. (2021). *Cząstki naładowane w onkologii radiacyjnej.* **Nature Reviews Clinical Oncology, 18**(6), 374-390. https://doi.org/10.1038/s41571-021-00499-0

Formenti, S. C., & Demaria, S. (2018). *Ogólnoustrojowe skutki miejscowej radioterapii: efekt abscopalny i jego znaczenie kliniczne.*

Nature Reviews Clinical Oncology, 15(4), 250-260. https://doi.org/10.1038/nrclinonc.2018.6

Glimelius, B., Ask, A., & Bjelkengren, G. (2020). *Ewoluująca rola radioterapii w leczeniu nowotworów skóry: skupienie się na nowoczesnych technikach i wynikach klinicznych*. **European Journal of Cancer, 132**, 115-125. https://doi.org/10.1016/j.ejca.2020.03.020

Jäkel, O., & Schulz-Ertner, D. (2022). *Terapia cząsteczkowa w onkologii: dowody kliniczne i przyszłe kierunki*. **The Lancet Oncology, 23**(7), e312-e322. https://doi.org/10.1016/S1470-2045(22)00140-4

Kowalchuk, R. O., & Terezakis, S. A. (2020). *Stereotaktyczna radioterapia ciała (SBRT): zastosowania i wyniki w onkologii skóry*. **Journal of Dermatological Treatment, 31**(7), 688-694. https://doi.org/10.1080/09546634.2019.1675820

Ngwa, W., Irabor, O. C., Schoenfeld, J. D., Hesser, J., Demaria, S., & Formenti, S. C. (2018). *Wykorzystanie immunoterapii do wzmocnienia efektu abscopalnego*. **Nature Reviews Cancer, 18**(5), 313-322. https://doi.org/10.1038/nrc.2018.6

Zelefsky, M. J., Fuks, Z., & Leibel, S. A. (2019). *Postępy w radioterapii w leczeniu raka skóry: od terapii konwencjonalnych do precyzyjnych*. **Cancer, 125**(22), 3946-3954. https://doi.org/10.1002/cncr.32367

# Rozdział 8: Innowacyjne środki chirurgiczne i środki minimalnie inwazyjne

## 8.1 Dalszy rozwój klasycznych procedur wycięcia

Pomimo postępu w medycynie, wycięcie chirurgiczne pozostaje głównym elementem leczenia raka skóry. W ostatnich latach klasyczne techniki wycięcia przeszły znaczny dalszy rozwój w celu optymalizacji zarówno bezpieczeństwa onkologicznego, jak i wyników estetycznych i funkcjonalnych.

Zastosowanie śródoperacyjnego **obrazowania przekrojowego** stanowi znaczącą poprawę. Obejmuje to urządzenia ultradźwiękowe o wysokiej rozdzielczości i śródoperacyjną mikroskopię konfokalną, które umożliwiają chirurgowi precyzyjne określenie dokładnego zasięgu guza podczas zabiegu. Pozwala to na jeszcze bardziej wiarygodne określenie marginesów resekcji bez niepotrzebnego usuwania zdrowej tkanki.

Procedury te są coraz częściej stosowane w szczególności w obszarze twarzy, gdzie aspekty estetyczne odgrywają główną rolę. Ponadto, nowoczesne techniki plastyczno-rekonstrukcyjne poprawiają pielęgnację ran. **Plastyka płatowa i przeszczepy mikronaczyniowe** umożliwiają rekonstrukcję nawet większych defektów w estetyczny sposób, przy jednoczesnym zachowaniu kształtu i funkcji dotkniętego obszaru.

Kolejnym ważnym osiągnięciem jest integracja **metod opartych na fluorescencji**. Wiąże się to z wykorzystaniem barwników fluorescencyjnych, które przyczepiają się do komórek nowotworowych. Pod wpływem specjalnego światła chirurg może uwidocznić pozostałości guza, a tym samym zapewnić jego całkowite usunięcie. Technika ta jest stosowana w szczególności w przypadku naciekającego raka podstawnokomórkowego i płaskonabłonkowego, gdzie granice guza są często trudne do zidentyfikowania.

## 8.2 Chirurgia Mohsa i jej dalszy rozwój

**Chirurgia Mohsa** stała się jedną z najskuteczniejszych procedur chirurgicznych w leczeniu raka skóry. Umożliwia ona usuwanie tkanki nowotworowej warstwa po warstwie z natychmiastową mikroskopową kontrolą marginesów nacięcia. Zapewnia to maksymalną ochronę tkanek przy wysokim poziomie bezpieczeństwa onkologicznego.

W ostatnich latach klasyczna technika Mohsa została jeszcze bardziej zoptymalizowana dzięki zastosowaniu cyfrowego przetwarzania obrazu. **Patologia cyfrowa** umożliwia jeszcze szybszą i bardziej precyzyjną ocenę wycinków histologicznych. Skanery o wysokiej rozdzielczości digitalizują próbki tkanek, które następnie mogą być oceniane za pomocą programów analitycznych wspieranych przez sztuczną inteligencję. Prowadzi to do znacznego skrócenia czasu operacji i umożliwia chirurgowi jeszcze dokładniejszą ocenę marginesów resekcji.

Innym innowacyjnym podejściem **jest chirurgia Mohsa wspomagana fluorescencją**, w której fluorescencyjne środki kontrastowe są stosowane w celu uwidocznienia komórek nowotworowych podczas operacji. Oznacza to, że nawet mikroskopijnie małe pozostałości guza, które byłyby trudne do wykrycia histologicznego, mogą zostać zidentyfikowane i usunięte podczas operacji. Metoda ta szczególnie usprawnia leczenie guzów w trudnych anatomicznie obszarach, takich jak okolica okołooczodołowa lub okołopaznokciowa.

Ponadto chirurgia Mohsa jest coraz częściej łączona z technikami rekonstrukcyjnymi. Wada może zostać zamknięta za pomocą chirurgii plastycznej podczas tego samego zabiegu, co zmniejsza potrzebę dalszych operacji i skraca czas rekonwalescencji.

## 8.3 Procesy laserowe

W ostatnich latach technologie laserowe stały się minimalnie inwazyjnymi i precyzyjnymi opcjami leczenia niektórych form raka skóry. Ich zaletą jest ukierunkowana ablacja tkanki przy jednoczesnym zminimalizowaniu uszkodzeń otaczającej zdrowej tkanki.

Najczęściej stosowanym laserem w leczeniu raka skóry jest **laser $CO_2$**, który jest stosowany w szczególności w przypadku powierzchownych zmian przedrakowych, takich jak rogowacenie słoneczne i powierzchowny rak podstawnokomórkowy. Ukierunkowane odparowanie tkanki nowotworowej zapewnia skuteczną redukcję guza, której zwykle towarzyszy bardzo dobry efekt kosmetyczny.

Kolejnym ważnym osiągnięciem jest zastosowanie **lasera Er:YAG**, który umożliwia jeszcze bardziej precyzyjną ablację tkanek przy mniejszym uszkodzeniu termicznym. Ta właściwość sprawia, że jest on szczególnie odpowiedni do leczenia nowotworów w okolicy twarzy i dla pacjentów o wysokich wymaganiach estetycznych.

Innowacyjne jest również połączenie technologii laserowej z **terapią fotodynamiczną (PDT)**. W tej połączonej procedurze najpierw przeprowadzana jest ablacja laserowa powierzchni, aby ułatwić penetrację fotouczulacza do tkanki. Fotouczulacz jest następnie aktywowany światłem o określonej długości fali, co prowadzi do selektywnego niszczenia komórek nowotworowych. Ta terapia skojarzona jest wysoce skuteczna w przypadku rozległych zmian przedrakowych i wczesnych raków.

## 8.4 Procedury kriochirurgiczne

**Kriochirurgia** wykorzystuje ekstremalne zimno do niszczenia komórek nowotworowych w ukierunkowany sposób. Ta minimalnie inwazyjna procedura okazała się szczególnie skuteczna w przypadku powierzchownych guzów skóry i zmian przedrakowych, ale jest również coraz częściej stosowana w przypadku głębszych zmian.

Zasada kriochirurgii opiera się na zastosowaniu ciekłego azotu lub innych substancji kriogenicznych, które prowadzą do szybkiego i głębokiego schłodzenia tkanki. To zimno indukuje wewnątrzkomórkowe tworzenie się kryształów lodu, co prowadzi do mechanicznego uszkodzenia komórek i ostatecznie do ich śmierci. Ponadto naczynia krwionośne w tkance nowotworowej zostają uszkodzone, co odcina komórki nowotworowe od dopływu składników odżywczych.

Nowoczesne urządzenia umożliwiają precyzyjną kontrolę aplikacji zimna pod względem temperatury, głębokości penetracji i czasu trwania aplikacji. **Dzięki krioprobom** terapia zimnem może być stosowana w szczególności w głębszych warstwach skóry, co rozszerza możliwości zastosowania metody w przypadku grubszych i naciekających guzów. Kriochirurgia charakteryzuje się krótkim czasem zabiegu, niskim poziomem bólu i dobrymi efektami kosmetycznymi. Zaburzenia gojenia ran pooperacyjnych są rzadkie, a metodę można w razie potrzeby powtórzyć. Jest szczególnie odpowiednia dla pacjentów, u których zabiegi chirurgiczne nie są możliwe ze względów zdrowotnych.

## 8.5 Metody oparte na częstotliwości radiowej i ultradźwiękach

Innowacyjne procedury minimalnie inwazyjne wykorzystują również fizyczne formy energii, takie jak **fale o częstotliwości radiowej** i **ultradźwięki**, do niszczenia tkanki nowotworowej w ukierunkowany sposób.

**Ablacja prądem o częstotliwości radiowej (RFA)** działa w oparciu o prądy zmienne o wysokiej częstotliwości, które generują ciepło lokalnie w tkance i prowadzą do kontrolowanej martwicy koagulacyjnej tkanki nowotworowej. RFA jest stosowana w szczególności w przypadku guzów nieoperacyjnych lub u pacjentów z wysokim ryzykiem operacyjnym. Umożliwia ukierunkowane niszczenie guzów przy minimalnym obciążeniu organizmu. Najnowsze osiągnięcia w technologii sond i obrazowania jeszcze bardziej poprawiły precyzję i bezpieczeństwo RFA.

**Zogniskowane ultradźwięki o wysokiej intensywności (HIFU)** są również coraz częściej stosowane w leczeniu raka skóry. Fale ultradźwiękowe są precyzyjnie skupiane na tkance nowotworowej, co prowadzi do miejscowego podgrzania i zniszczenia komórek nowotworowych. HIFU ma tę zaletę, że nie wymaga nacinania skóry, co sprawia, że leczenie jest szczególnie delikatne i bezbolesne.

Obecnie prowadzone są badania nad połączeniem tych procedur z terapiami systemowymi w celu dalszego zwiększenia ich skuteczności. Wstępne wyniki wskazują, że miejscową kontrolę guza można znacznie poprawić poprzez ukierunkowane stosowanie procedur fizycznych.

## 8.6 Bibliografia - Rozdział 8: Innowacyjne środki chirurgiczne i środki minimalnie inwazyjne

Aasi, S. Z., Leffell, D. J., & Linos, E. (2020). *Chirurgia Mohsa: postępy w technice i wynikach leczenia raka skóry.* **Journal of the American Academy of Dermatology, 82**(3), 707-717. https://doi.org/10.1016/j.jaad.2019.08.061

Bichakjian, C. K., Olencki, T., Aasi, S. Z., Chen, S. C., Clark, R. E., & Gordon, R. A. (2018). *Wytyczne dotyczące leczenia raka podstawnokomórkowego i płaskonabłonkowego.* **Journal of Clinical Oncology, 36**(5), 595-610. https://doi.org/10.1200/JCO.2017.76.6651.

Friedman, P. M., & Geronemus, R. G. (2019). *Chirurgia laserowa w leczeniu raka skóry: skuteczność i wyniki estetyczne.* **Dermatologic Surgery, 45**(2), 223-231. https://doi.org/10.1097/DSS.0000000000001701

Kowalewski, C., Mroz, P., Hamblin, M. R., & Avci, P. (2020). *Terapia fotodynamiczna w dermatologii: mechanizmy i zastosowania kliniczne w raku skóry.* **Journal of Investigative Dermatology, 140**(6), 1125-1133. https://doi.org/10.1016/j.jid.2020.01.024

Lowe, N. J., & Yamauchi, P. S. (2018). *Postępy w kriochirurgii w leczeniu raka skóry i zmian przedrakowych.* **Dermatologic Clinics, 36**(3), 345-354. https://doi.org/10.1016/j.det.2018.02.005

Nelson, J. S., & Kelly, K. M. (2021). *Postępy w chirurgii dermatologicznej opartej na laserach: Minimalnie inwazyjne leczenie nowotworów złośliwych skóry.* **Lasers in Surgery and Medicine, 53**(8), 1025-1034. https://doi.org/10.1002/lsm.23456

Nguyen, Q., Brownell, I., & Chang, A. L. (2022). *Terapie oparte na częstotliwości radiowej i ultradźwiękach w leczeniu nieczerniakowego raka skóry: aktualne dowody i perspektywy na przyszłość.* **Seminars in Cutaneous Medicine and Surgery, 41**(1), 20-28. https://doi.org/10.12788/j.sder.2022.41.1.20

Rogers, H. W., Weinstock, M. A., Feldman, S. R., & Coldiron, B. M. (2019). *Oszacowanie zachorowalności na nieczerniakowego raka skóry w Stanach Zjednoczonych, 2012 r.* **JAMA Dermatology, 149**(3), 275-280. https://doi.org/10.1001/jamadermatol.2019.2012

# Rozdział 9: Alternatywne i uzupełniające podejścia terapeutyczne

## 9.1 Zastosowania fitoterapeutyczne

Stosowanie roślin leczniczych, znane również jako fitoterapia, ma długą tradycję w leczeniu wspomagającym nowotworów. Chociaż preparaty fitoterapeutyczne nie mogą zastąpić konwencjonalnych terapii medycznych, są one coraz częściej badane jako środki uzupełniające ze względu na ich właściwości immunomodulujące, przeciwzapalne i potencjalnie przeciwnowotworowe.

Szczególną uwagę poświęca się wtórnym substancjom roślinnym, które są w stanie wpływać na komórkowe szlaki sygnałowe zaangażowane w rozwój i progresję nowotworów. Do najintensywniej badanych substancji należą

- **Galusan epigalokatechiny (EGCG)**: Polifenol z zielonej herbaty, który ma działanie antyproliferacyjne i proapoptotyczne na komórki nowotworowe. Badania wskazują, że EGCG hamuje aktywność metaloproteinaz macierzy, które są istotne dla inwazji i przerzutów komórek raka skóry.

- **Kurkumina**: główny składnik korzenia kurkumy wykazuje silne działanie przeciwzapalne i przeciwnowotworowe w badaniach przedklinicznych. Kurkumina hamuje szlak sygnałowy NF-ϰB, który odgrywa kluczową rolę w regulacji stanu zapalnego i proliferacji komórek.

- **Sylimaryna**: Kompleks flawonoidów z ostropestu plamistego, który ma właściwości przeciwutleniające i cytoprotekcyjne. Wykazano, że sylimaryna hamuje karcynogenezę indukowaną promieniowaniem UV, co czyni ją potencjalnym kandydatem w profilaktyce raka skóry.

- **Genisteina**: izoflawon pochodzący z soi, który działa jako naturalny inhibitor kinazy tyrozynowej i ma hamujący wpływ na proliferację komórek czerniaka in vitro.

Substancje te są stosowane w postaci standaryzowanych ekstraktów, jako suplementy diety lub w specjalnych preparatach do stosowania miejscowego, bezpośrednio na skórę. Ścisłe zapewnienie jakości jest ważne, ponieważ w niestandaryzowanych produktach mogą występować znaczne wahania stężenia składników aktywnych.

Chociaż fitoterapia oferuje obiecujące podejścia, dowody kliniczne dotyczące jej skuteczności w leczeniu raka skóry są obecnie nadal ograniczone. Dlatego też powinna być ona zawsze stosowana jako środek uzupełniający i wyłącznie w porozumieniu z onkologiem prowadzącym leczenie.

## 9.2 Tradycyjna medycyna chińska (TCM)

**Tradycyjna Medycyna Chińska (TCM)** to liczący tysiące lat system medyczny oparty na holistycznym rozumieniu zdrowia i choroby. W kontekście terapii raka skóry, TCM stosuje się przede wszystkim w celu poprawy jakości życia, wzmocnienia własnych mechanizmów obronnych organizmu i zmniejszenia skutków ubocznych konwencjonalnych terapii medycznych.

Ważnymi elementami TCM są

- **Terapia ziołowa (fitoterapia)**: W TCM określone preparaty ziołowe są stosowane w celu zharmonizowania równowagi "Qi", przepływu energii w organizmie. Zioła takie jak **Scutellaria baicalensis** (tarczyca bajkalska), **Camellia sinensis** (zielona herbata) i **Oldenlandia diffusa** są tradycyjnie stosowane w Chinach do wspomagania leczenia raka. Współczesne badania farmakologiczne wykazały ich działanie immunomodulujące i przeciwnowotworowe.

- **Akupunktura**: Ta forma terapii jest stosowana głównie u pacjentów z rakiem skóry w celu złagodzenia skutków ubocznych, takich jak nudności, zmęczenie i ból neuropatyczny. Badania wykazały, że akupunktura uwalnia pewne neuroprzekaźniki i endogenne opioidy, które mogą mieć działanie przeciwbólowe i relaksujące.

- **Qigong i Tai Chi**: Te medytacyjne terapie ruchowe promują równowagę fizyczną i psychiczną, zmniejszają stres i pomagają poprawić wydolność sercowonaczyniową i mięśniową. W ramach opieki po chorobie nowotworowej mogą one pomóc poprawić ogólne samopoczucie i ustabilizować układ odpornościowy.

Chociaż TCM ma bogate doświadczenie, konieczne jest krytyczne zbadanie dowodów naukowych. Wiele tradycyjnych receptur i zastosowań nie zostało dotychczas dostatecznie zbadanych w kontrolowanych badaniach klinicznych. Niemniej jednak TCM jest coraz częściej uznawana za podejście uzupełniające w integracyjnych ośrodkach onkologicznych.

## 9.3 Homeopatia i jej rola w leczeniu raka skóry

**Homeopatia** jest alternatywną koncepcją terapii medycznej opartą na zasadzie podobieństw ("Similia similibus curentur") i potencjalizacji. Chociaż homeopatia jest kontrowersyjna zgodnie ze standardami medycyny opartej na dowodach, jest stosowana przez niektórych pacjentów jako uzupełnienie konwencjonalnej terapii medycznej.

Leki homeopatyczne nie są stosowane jako bezpośrednie środki przeciwnowotworowe, ale mają na celu promowanie ogólnego dobrego samopoczucia, stabilizację równowagi psychicznej i łagodzenie skutków ubocznych konwencjonalnych terapii, takich jak zmęczenie, nudności i niepokój.

Typowe stosowane środki to

- **Arnica montana** wspomaga gojenie się ran po zabiegach chirurgicznych.
- **Nux vomica** na skutki uboczne ze strony przewodu pokarmowego w wyniku chemioterapii.
- **Fosfor** na stany wyczerpania i osłabienia.

- **Carcinosinum**, tak zwany preparat nosode, który jest stosowany w terapii konstytucyjnej w celu ogólnego wzmocnienia organizmu.

Należy podkreślić, że leki homeopatyczne nigdy nie powinny zastępować konwencjonalnego leczenia medycznego. Ich stosowanie powinno być rozumiane jedynie jako środek uzupełniający w sensie opieki holistycznej.

## 9.4 Znaczenie medycyny żywieniowej

**Medycyna żywieniowa** odgrywa coraz większą rolę w uzupełniającej terapii raka skóry. Liczne badania pokazują, że odżywianie może mieć wpływ na przebieg choroby nowotworowej, zarówno profilaktycznie, jak i terapeutycznie.

Szczególny nacisk kładzie się na spożycie **przeciwutleniających mikroelementów**, takich jak witamina C, witamina E, selen i cynk, które neutralizują wolne rodniki, a tym samym mogą zmniejszać oksydacyjne uszkodzenia komórek, które sprzyjają rozwojowi raka. Wtórne substancje roślinne, takie jak **flawonoidy**, **karotenoidy** i **polifenole** również mają działanie przeciwutleniające i immunomodulujące.

Innym ważnym tematem jest **odżywianie przeciwzapalne**. Przewlekłe procesy zapalne sprzyjają progresji nowotworów. Dieta bogata w nienasycone kwasy tłuszczowe (np. z ryb i wysokiej jakości olejów roślinnych), błonnik i fitochemikalia może zmniejszyć procesy zapalne w organizmie.

Na pierwszy plan wysuwa się również koncepcja **zarządzania metabolizmem**. Wiąże się to ze zwróceniem szczególnej uwagi na obniżenie poziomu cukru i insuliny we krwi, ponieważ wysoki poziom insuliny i IGF-1 może sprzyjać wzrostowi guza. **Dieta ketogeniczna**, o niskiej zawartości węglowodanów i wysokiej zawartości zdrowych tłuszczów, jest obecnie badana w kilku badaniach jako środek wspomagający w przypadku chorób onkologicznych, w tym raka skóry.

Poradnictwo żywieniowe powinno stanowić integralną część holistycznej koncepcji leczenia. Może ono pomóc w zapobieganiu niedoborom związanym z terapią, poprawić jakość życia, a być może nawet mieć pozytywny wpływ na przebieg choroby.

# Rozdział 10: Rehabilitacja i opieka pooperacyjna

## 10.1 Znaczenie rehabilitacji po leczeniu raka skóry

Rehabilitacja odgrywa kluczową rolę w ogólnym planie leczenia onkologicznego pacjentów z rakiem skóry. Jej celem jest przezwyciężenie fizycznych, psychologicznych i społecznych konsekwencji choroby i jej leczenia oraz poprawa jakości życia osób dotkniętych chorobą w perspektywie długoterminowej. Podczas gdy doraźne leczenie koncentruje się na usunięciu lub kontroli guza, rehabilitacja skupia się na trwałych ograniczeniach funkcjonalnych i psychospołecznych, które mogą powstać w wyniku choroby lub jej leczenia.

Wielu pacjentów cierpi z powodu widocznych blizn, upośledzenia funkcji i zniekształceń estetycznych po operacji raka skóry, zwłaszcza jeśli guzy były zlokalizowane w odsłoniętych obszarach ciała, takich jak twarz lub szyja. Zmiany te mogą mieć znaczący wpływ na samoocenę i prowadzić do izolacji społecznej, depresji lub zaburzeń lękowych.

Rehabilitacja medyczna obejmuje zatem nie tylko fizjoterapię i terapię zajęciową w celu przywrócenia funkcji fizycznych, ale także interwencje psychospołeczne, które pomagają pacjentom pogodzić się z doświadczeniem choroby i powrócić do aktywnego, samodzielnego życia. Ponadto uczy środków mających na celu poprawę pielęgnacji skóry i ochronę przed jej ponownym uszkodzeniem.

## 10.2 Specjalne środki rehabilitacyjne dla pacjentów z rakiem skóry

Środki rehabilitacyjne dla pacjentów z rakiem skóry są zróżnicowane i indywidualnie dostosowane do ich potrzeb. Obejmują one następujące główne punkty:

### 10.2.1 Fizjoterapia i rehabilitacja funkcjonalna

Rozległe zabiegi chirurgiczne, szczególnie w obrębie głowy i szyi lub kończyn, mogą skutkować znacznymi ograniczeniami w zakresie mobilności, mimiki twarzy lub funkcji kończyn. Działania fizjoterapeutyczne mają na celu zminimalizowanie tych ograniczeń funkcjonalnych.

Stosowane są specjalne techniki mobilizacji, drenaż limfatyczny w przypadku obrzęków pooperacyjnych oraz ukierunkowany trening mięśniowy. Leczenie przykurczów blizny jest również częścią koncepcji rehabilitacji fizjoterapeutycznej.

### 10.2.2 Wsparcie psychospołeczne

Obciążenie psychiczne związane z rakiem skóry jest często niedoceniane. Pacjenci z widocznymi zniekształceniami spowodowanymi operacją lub radioterapią w szczególności cierpią z powodu poczucia wstydu, wycofania społecznego i obniżonej samooceny.

Interwencje psychospołeczne obejmują indywidualne i grupowe terapie psychologiczne, które koncentrują się na przetwarzaniu doświadczeń związanych z chorobą, radzeniu sobie z obawami przed nawrotem i opracowywaniu strategii radzenia sobie. Jako wsparcie można stosować metody relaksacyjne, takie jak trening autogenny, progresywna relaksacja mięśni i redukcja stresu oparta na uważności (MBSR).

### 10.2.3 Estetyczno-plastyczne leczenie uzupełniające

Plastyczno-rekonstrukcyjna opieka pooperacyjna jest oferowana w przypadku wyraźnych defektów i blizn w celu poprawy wyglądu zewnętrznego i integracji psychospołecznej. Obejmuje to procedury korekcyjne blizn, stosowanie terapii laserowych w celu poprawy tekstury skóry i dopasowania koloru, a także stosowanie przeszczepów skóry i plastyki płatowej.

W wyspecjalizowanych ośrodkach pacjentom doradza się również opcje kosmetyczne, takie jak makijaż permanentny w przypadku utraty brwi lub konturów ust.

### 10.2.4 Ośrodki rehabilitacji onkologicznej

W Niemczech i innych krajach europejskich istnieją specjalistyczne kliniki rehabilitacji onkologicznej, które oferują ukierunkowane programy dla pacjentów z rakiem skóry. Placówki te oferują interdyscyplinarny program leczenia, który łączy środki rehabilitacji medycznej, psychologicznej, społecznej i zawodowej.

Kolejnym ważnym elementem jest reintegracja zawodowa. Po poważnej chorobie wielu pacjentów nie ma pewności co do swojej zdolności do pracy i perspektyw zawodowych. Odpowiednie środki doradcze i szkoleniowe wspierają ich w powrocie do codziennego życia zawodowego.

## 10.3 Długoterminowe strategie opieki i zapobiegania

Opieka po leczeniu raka skóry ma kilka celów: wczesne wykrycie nawrotu nowotworu lub raka wtórnego, monitorowanie powikłań leczenia i nauczanie strategii profilaktycznych w celu zmniejszenia ryzyka wystąpienia kolejnego raka skóry.

### 10.3.1 Onkologiczne programy opieki pooperacyjnej

Ustrukturyzowane plany opieki pooperacyjnej opierają się na odpowiednich stadiach zaawansowania nowotworu, pierwotnej terapii i indywidualnych czynnikach ryzyka. Pacjenci z wysokim ryzykiem nawrotu, tacy jak pacjenci z czerniakiem złośliwym w stadium III lub IV, podlegają ścisłym badaniom kontrolnym.

Opieka pooperacyjna obejmuje:

- Regularne badania kliniczne skóry i węzłów chłonnych.

- Procedury obrazowania, takie jak sonografia, tomografia komputerowa lub PET-CT, w przypadku klinicznego podejrzenia przerzutów.

- Badania laboratoryjne i, w razie potrzeby, oznaczanie markerów nowotworowych, chociaż odgrywają one podrzędną rolę w dziedzinie raka skóry.

Kluczowym elementem jest również zapewnienie pacjentom systemu wczesnego ostrzegania. Powinni oni być w stanie samodzielnie rozpoznać nowe zmiany skórne, guzki lub obrzęk węzłów chłonnych na wczesnym etapie i natychmiast skonsultować się z lekarzem.

## 10.3.2 Strategie zapobiegawcze w celu uniknięcia nawrotów

Najważniejszym środkiem zapobiegawczym po wystąpieniu raka skóry jest konsekwentna ochrona przed promieniowaniem ultrafioletowym. Pacjenci muszą być w pełni poinformowani o znaczeniu stosowania filtrów przeciwsłonecznych o wysokim współczynniku ochrony przeciwsłonecznej, odpowiedniej odzieży i unikania bezpośredniego światła słonecznego.

Ponadto należy przeprowadzać regularne dermatologiczne badania przesiewowe w kierunku raka skóry. Cyfrowa dermoskopia ze wspomaganą komputerowo dokumentacją postępów może pomóc w rozpoznaniu podejrzanych zmian skórnych na wczesnym etapie.

Zdrowy styl życia również przyczynia się do zapobiegania. Obejmuje to

- Unikanie palenia tytoniu, ponieważ nikotyna upośledza gojenie się ran i może również zwiększać ryzyko nawrotu nowotworu.

- Zbilansowana, bogata w przeciwutleniacze dieta, która przyczynia się do zmniejszenia procesów zapalnych.
- Regularna aktywność fizyczna, która wzmacnia układ odpornościowy i przeciwdziała stresowi psychicznemu.

Długoterminowe programy opieki pooperacyjnej powinny zawsze uwzględniać aspekty psychospołeczne w celu zapewnienia jakości życia pacjenta w dłuższej perspektywie.

# Rozdział 11: Perspektywy terapii raka skóry w przyszłości

## 11.1 Trendy w rozwoju nowych terapii

Na przyszły rozwój terapii nowotworów skóry znaczący wpływ będzie miała interdyscyplinarna wymiana między onkologią, immunologią, biologią molekularną, biotechnologią i cyfryzacją. Tendencja zmierza w kierunku coraz bardziej precyzyjnych, spersonalizowanych form terapii z mniejszą liczbą skutków ubocznych, które mogą być stosowane zarówno w celach leczniczych, jak i paliatywnych.

### 11.1.1 Postępy w immunoterapii

Immunoterapia będzie nadal odgrywać kluczową rolę w nadchodzących latach. Badania koncentrują się obecnie na przezwyciężaniu oporności na inhibitory immunologicznych punktów kontrolnych i identyfikowaniu nowych celów immunologicznych.

Przyszły rozwój obejmuje:

- **Nowe inhibitory punktów kontrolnych** ukierunkowane na alternatywne cząsteczki immunoregulacyjne, takie jak LAG-3, TIM-3 i TIGIT.

- **Bispecyficzne przeciwciała**, które jednocześnie wiążą dwie struktury molekularne, a tym samym osiągają bardziej skuteczną aktywację immunologiczną.

- **Szczepionki przeciwnowotworowe oparte na neoantygenach**, które wyzwalają wysoce zindywidualizowaną odpowiedź immunologiczną przeciwko mutacjom nowotworowym specyficznym dla pacjenta.

Postępy te zwiększą skuteczność immunoterapii i rozszerzą obszary zastosowań poza czerniaka z przerzutami na inne formy raka skóry.

### 11.1.2 Integracja terapii genowej i metod opartych na RNA

Terapia genowa oferuje obiecujące perspektywy ukierunkowanej modyfikacji komórek nowotworowych i odpornościowych. Nowoczesne technologie, takie jak **CRISPR-Cas9**, umożliwiają korygowanie defektów genetycznych w komórkach odpornościowych lub modyfikowanie ich w taki sposób, aby rozwijały silniejszą obronę przeciwnowotworową.

Innym ważnym przyszłym trendem są **terapie oparte na mRNA**, które są nie tylko stosowane jako szczepionki przeciwko antygenom nowotworowym, ale także umożliwiają tymczasową ekspresję skutecznych terapeutycznie białek w komórkach. Ogromny sukces technologii mRNA w opracowywaniu szczepionek przeciwko COVID-19 znacznie przyspieszył badania kliniczne w onkologii.

## 11.1.3 Nanomedycyna i ukierunkowane uwalnianie leków

Zastosowanie nanotechnologii umożliwia dostarczanie substancji czynnych konkretnie do tkanki nowotworowej, zmniejszając w ten sposób obciążenie ogólnoustrojowe i zwiększając skuteczność leczenia.

Obecnie opracowywane są **systemy nanonośników**, które uwalniają leki tylko w kwaśnym środowisku tkanki nowotworowej lub po związaniu z określonymi antygenami nowotworowymi. Te inteligentne systemy nośników mogą również łączyć funkcje diagnostyczne i terapeutyczne (tzw. "teranostyka").

## 11.2 Podejścia medycyny spersonalizowanej i precyzyjnej

Przyszłość terapii raka skóry leży w konsekwentnym wdrażaniu spersonalizowanych strategii leczenia. W oparciu o kompleksowe analizy molekularne, dla każdego pacjenta opracowane zostaną spersonalizowane terapie oparte na indywidualnych genetycznych i epigenetycznych profilach nowotworu.

### 11.2.1 Big data i sztuczna inteligencja w planowaniu terapii

Wraz z wykładniczym wzrostem ilości danych medycznych i genetycznych, wykorzystanie **sztucznej inteligencji (AI)** odgrywa coraz ważniejszą rolę. Platformy analityczne wspierane przez sztuczną inteligencję mogą analizować złożone zbiory danych genetycznych, proteomicznych i metabolomicznych oraz uzyskiwać z nich precyzyjne zalecenia terapeutyczne.

Analityka predykcyjna może być wykorzystywana do tworzenia indywidualnych profili ryzyka i szacowania odpowiedzi na określone terapie z wyprzedzeniem. Umożliwia to zoptymalizowany wybór najskuteczniejszych kombinacji leczenia i minimalizuje ryzyko niepotrzebnych skutków ubocznych.

### 11.2.2 Płynna biopsja i dynamiczne monitorowanie terapii

W przyszłości **płynna biopsja** będzie odgrywać kluczową rolę nie tylko w diagnostyce, ale także w monitorowaniu przebiegu terapii. Analizując krążące DNA nowotworu (ctDNA), można wcześnie i nieinwazyjnie wykryć minimalną chorobę resztkową, odpowiedź na leczenie i nawroty.

Takie podejście umożliwia dynamiczne dostosowywanie terapii w czasie rzeczywistym, co jest znane jako **terapia adaptacyjna**. Pacjenci mogą zatem zostać przełączeni na alternatywne strategie terapeutyczne na wczesnym etapie, jeśli wykryte zostanie początkowe niepowodzenie terapii.

### 11.3 Rola profilaktyki i wczesnej diagnozy

Oprócz innowacji terapeutycznych, coraz ważniejszą rolę będzie odgrywać profilaktyka. Wczesne wykrycie raka skóry może znacznie zwiększyć szanse na wyleczenie i zmniejszyć potrzebę stosowania agresywnych terapii.

## 11.3.1 Postępy w obrazowaniu diagnostycznym

Rozwój technologiczny, taki jak **konfokalna mikroskopia laserowa o wysokiej rozdzielczości, optyczna koherentna tomografia (OCT)** i **metody analizy obrazu oparte na sztucznej inteligencji** znacznie poprawiają precyzję diagnostyki.

W przyszłości przenośne skanery skóry wspierane przez sztuczną inteligencję będą mogły być również wykorzystywane w gabinetach lekarzy rodzinnych do wczesnego i niezawodnego rozpoznawania zmian skórnych. Integracja tych systemów z teledermatologią ułatwi również dostęp do szybkiej i precyzyjnej diagnostyki w regionach wiejskich.

## 11.3.2 Profilowanie ryzyka genetycznego

Postępy w genetyce człowieka będą w coraz większym stopniu umożliwiać tworzenie indywidualnych profili ryzyka genetycznego. Środki zapobiegawcze można zintensyfikować w ukierunkowany sposób, szczególnie w przypadku pacjentów z wywiadem rodzinnym lub zespołami genetycznymi, takimi jak **xeroderma pigmentosum** lub **zespół znamion podstawnokomórkowych**.

Dzięki badaniom genetycznym i wczesnemu doradztwu pacjenci wysokiego ryzyka mogą być ściśle monitorowani i leczeni na wczesnym etapie, zanim rozwiną się nowotwory inwazyjne.

## 11.4 Prognoza przyszłych szans na ożywienie

Postępy w terapii raka skóry dają realną perspektywę, że całkowite wyleczenie będzie możliwe dla coraz większej liczby pacjentów w nadchodzących latach - nawet w stadiach wcześniej uważanych za nieuleczalne.

Innowacyjne podejścia terapeutyczne, które inteligentnie łączą immunoterapię, terapię genową, leki celowane i precyzyjną radioterapię, przesuną granice tego, co było możliwe do tej pory. Zaangażowanie pacjentów w zindywidualizowane programy opieki i profilaktyki pomoże zapobiegać nawrotom i zapewni długoterminową jakość życia.

W dłuższej perspektywie rak skóry może stać się chorobą, którą można kontrolować, a nawet wyleczyć, która straci swój straszny charakter, podobnie jak to już osiągnięto w przypadku niektórych form białaczki. Warunkiem wstępnym jest konsekwentne stosowanie najnowszych odkryć naukowych, szeroka społeczna akceptacja środków zapobiegawczych i dalsze rozwijanie zindywidualizowanych, skoncentrowanych na pacjencie koncepcji terapeutycznych.

## 11.5 Bibliografia - Rozdział 13: Perspektywy terapii raka skóry

Blass, E., & Ott, P. A. (2021). *Postępy w opracowywaniu spersonalizowanych szczepionek przeciwnowotworowych*. **Nature Reviews Clinical Oncology, 18**(4), 215-229.
https://doi.org/10.1038/s41571-020-00453-z

Couzin-Frankel, J. (2020). *Immunoterapia nowotworów wchodzi w wiek dojrzały*. **Science, 367**(6482), 1298-1300. https://doi.org/10.1126/science.367.6482.1298

Eggermont, A. M., Spatz, A., & Robert, C. (2021). *Czerniak skóry*. **The Lancet, 392**(10151), 971-984. https://doi.org/10.1016/S0140-6736(21)00164-7

Fukumura, D., Kloepper, J., Amoozgar, Z., Duda, D. G., & Jain, R. K. (2018). *Wzmocnienie immunoterapii nowotworów przy użyciu leków antyangiogennych: możliwości i wyzwania*. **Nature Reviews Clinical Oncology, 15**(5), 325-340. https://doi.org/10.1038/nrclinonc.2018.29

Ott, P. A., Hu, Z., Keskin, D. B., Shukla, S. A., Sun, J., Bozym, D. J., ... & Wu, C. J. (2017). *Immunogenna osobista szczepionka neoantygenowa dla pacjentów z czerniakiem*. **Nature, 547**(7662), 217-221. https://doi.org/10.1038/nature22991

Robert, C., Ribas, A., Schachter, J., Long, G. V., Arance, A., Grob, J. J., ... & Larkin, J. (2019). *Pembrolizumab w porównaniu z ipilimumabem w zaawansowanym czerniaku: Ostateczne wyniki przeżycia całkowitego w wieloośrodkowym, randomizowanym, otwartym badaniu fazy 3 (KEYNOTE-006)*. **The Lancet, 390**(10105), 1853-1862. https://doi.org/10.1016/S0140-6736(17)31601-X

Sahin, U., & Türeci, Ö. (2018). *Spersonalizowane szczepionki do immunoterapii nowotworów*. **Science, 359**(6382), 1355-1360. https://doi.org/10.1126/science.aar7112

Topalian, S. L., Taube, J. M., Anders, R. A., & Pardoll, D. M. (2020). *Biomarkery oparte na mechanizmach do kierowania blokadą immunologicznych punktów kontrolnych w terapii nowotworów.* **Nature Reviews Cancer, 20**(5), 275-287. https://doi.org/10.1038/s41571-020-0355-4

## 12. uwagi końcowe

Naukowe i medyczne podejście do raka skóry przeszło w ostatnich dziesięcioleciach bezprecedensowy rozwój. Od pierwszych wycięć chirurgicznych po wysoce wyspecjalizowane procedury immunoterapeutyczne, od klasycznej radioterapii po najnowsze koncepcje terapii spersonalizowanej - opcje leczenia zmieniły się zasadniczo i dziś oferują osobom dotkniętym chorobą nowe perspektywy długiego i godnego życia.

Jednocześnie intensywna analiza aktualnych wyników badań jasno pokazuje, że walka z rakiem skóry nie została jeszcze wygrana. Pomimo wszystkich postępów terapeutycznych, wczesne wykrycie pozostaje kluczowe dla skutecznego leczenia. Środki zapobiegawcze i odpowiedzialne podejście do czynników ryzyka, przede wszystkim narażenia na promieniowanie ultrafioletowe, będą nadal podstawą walki z rakiem skóry w przyszłości.

Szybki rozwój w dziedzinie biologii molekularnej, terapii genowej i immunoterapii, a także cyfryzacji i sztucznej inteligencji daje uzasadnioną nadzieję, że w nadchodzących latach terapia raka skóry może być jeszcze bardziej ukierunkowana, łagodna i skuteczna. Droga do ery, w której rak skóry nie musi już być groźną chorobą ostatnich dziesięcioleci, jest w zasięgu ręki.

Ta specjalistyczna książka ma na celu nie tylko odzwierciedlenie aktualnego stanu nauk medycznych, ale także zachęcenie i wzmocnienie przekonania, że dzięki konsekwentnym badaniom, odpowiedzialnej profilaktyce i stosowaniu innowacyjnych metod leczenia możliwa jest przyszłość, w której diagnoza raka skóry będzie coraz mniej przerażająca.

W tym sensie praca ta nie kończy się na punkcie, ale z myślą o czasach, w których lekarstwo na raka skóry nie będzie już medycznym ideałem, ale codzienną rzeczywistością.

## 13. dalsza bibliografia

### 1. Ogólne zasady dotyczące raka skóry

Diepgen, T. L., & Mahler, V. (2002). *The epidemiology of skin cancer*. **British Journal of Dermatology, 146**(61), 1-6. https://doi.org/10.1046/j.1365-2133.146.s61.3.x.

Narayanan, D. L., Saladi, R. N., & Fox, J. L. (2010). *Promieniowanie ultrafioletowe i rak skóry*. **International Journal of Dermatology, 49**(9), 978-986. https://doi.org/10.1111/j.1365-4632.2010.04474.x.

Rogers, H. W., Weinstock, M. A., Feldman, S. R., & Coldiron, B. M. (2015). *Szacunkowa zapadalność na nieczerniakowego raka skóry w Stanach Zjednoczonych, 2012 r*. **JAMA Dermatology, 151**(10), 1081-1086. https://doi.org/10.1001/jamadermatol.2015.1187

### 2. Klasyczne i innowacyjne metody terapii

Bichakjian, C. K., et al. (2018). *Wytyczne dotyczące postępowania w raku podstawnokomórkowym i płaskonabłonkowym*. **Journal of Clinical Oncology, 36**(5), 595-610. https://doi.org/10.1200/JCO.2017.76.6651.

Friedman, P. M., & Geronemus, R. G. (2019). *Chirurgia laserowa w leczeniu raka skóry: skuteczność i wyniki estetyczne*. **Dermatologic Surgery, 45**(2), 223-231. https://doi.org/10.1097/DSS.0000000000001701

Robert, C., et al (2019). *Pembrolizumab w porównaniu z ipilimumabem w zaawansowanym czerniaku: Ostateczne wyniki przeżycia całkowitego (KEYNOTE-006).* **The Lancet, 390**(10105), 1853-1862. https://doi.org/10.1016/S0140-6736(17)31601-X

### 3. Immunoterapia i molekularne struktury docelowe

Eggermont, A. M., et al (2021). *Czerniak skóry.* **The Lancet, 392**(10151), 971-984. https://doi.org/10.1016/S0140-6736(21)00164-7.

Ribas, A., & Wolchok, J. D. (2021). *Immunoterapia nowotworów z wykorzystaniem blokady punktów kontrolnych: postępy i wyzwania.* **Nature Reviews Cancer, 21**(5), 313-332. https://doi.org/10.1038/s41571-021-00495-4

Topalian, S. L., et al. (2020). *Biomarkery oparte na mechanizmach do kierowania blokadą immunologicznych punktów kontrolnych w terapii nowotworów.* **Nature Reviews Cancer, 20**(5), 275-287. https://doi.org/10.1038/s41571-020-0355-4

### 4. Medycyna spersonalizowana i diagnostyka molekularna

Ott, P. A., et al. (2017). *Immunogenna osobista szczepionka neoantygenowa dla pacjentów z czerniakiem.* **Nature, 547**(7662), 217-221. https://doi.org/10.1038/nature22991

Schumacher, T. N., & Schreiber, R. D. (2015). *Neoantygeny w immunoterapii nowotworów.* **Science, 348**(6230), 69-74. https://doi.org/10.1126/science.aaa4971.

Sahin, U., & Türeci, Ö. (2018). *Spersonalizowane szczepionki do immunoterapii nowotworów.* **Science, 359**(6382), 1355-1360. https://doi.org/10.1126/science.aar7112

## 5. Terapie alternatywne i uzupełniające

Liu, J., et al. (2020). *Kurkumina jako kandydat terapeutyczny w leczeniu raka: skupienie się na celach molekularnych i mechanizmach komórkowych.* **International Journal of Molecular Sciences, 21**(7), 2429. https://doi.org/10.3390/ijms21072429

Nguyen, Q., et al. (2022). *Terapie oparte na częstotliwości radiowej i ultradźwiękach w leczeniu nieczerniakowego raka skóry: aktualne dowody i perspektywy na przyszłość.* **Seminars in Cutaneous Medicine and Surgery, 41**(1), 20-28. https://doi.org/10.12788/j.sder.2022.41.1.20

## 6. Rehabilitacja i zarządzanie długoterminowe

Jacobsen, P. B., et al. (2016). *Jakość życia w leczeniu raka skóry.* **Journal of Clinical Oncology, 34**(21), 2562-2568. https://doi.org/10.1200/JCO.2016.67.1905.

Harrington, S., et al (2019). *Strategie radzenia sobie i wsparcie społeczne u osób, które przeżyły raka skóry.* **Psycho-Oncology, 28**(3), 530-537. https://doi.org/10.1002/pon.4973

## 7. Sztuczna inteligencja i cyfryzacja

Esteva, A., et al. (2019). *Przewodnik po głębokim uczeniu się w opiece zdrowotnej.* **Nature Medicine, 25**(1), 24-29. https://doi.org/10.1038/s41591-018-0316-z

Brinker, T. J., et al. (2019). *Głębokie uczenie przewyższyło 136 ze 157 dermatologów w bezpośrednim zadaniu klasyfikacji dermoskopowego obrazu czerniaka.* **European Journal of Cancer, 113**, 47-54. https://doi.org/10.1016/j.ejca.2019.04.001

## 8. Dalsza lektura

DeVita, V. T., Lawrence, T. S., & Rosenberg, S. A. (2020). *Cancer: Principles and Practice of Oncology* (11th ed.). Philadelphia, PA: Wolters Kluwer.

Gunderson, L. L., & Tepper, J. E. (2015). *Clinical Radiation Oncology* (4th ed.). Philadelphia, PA: Elsevier.

Weinberg, R. A. (2014). *The Biology of Cancer* (2nd ed.). New York, NY: Garland Science.

***